FACULTÉ DE DROIT DE PARIS



# THÈSE

POUR LE

# DOCTORAT

PAR

P. MÉLIODON

PARIS
IMPRIMERIE DE E. DONNAUD
9, RUE CASSETTE, 9

1878

THÈSE POUR LE DOCTORAT

FACULTÉ DE DROIT DE PARIS

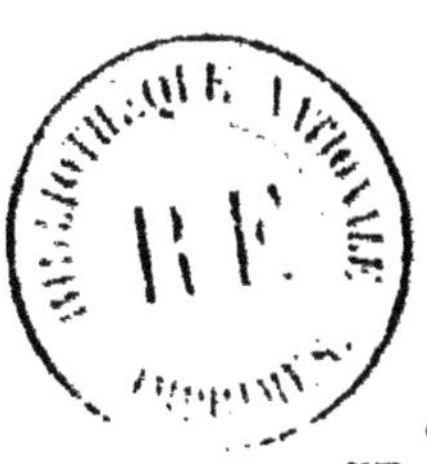


# DROIT ROMAIN

## DES LOIS CADUCAIRES

# DROIT FRANÇAIS

## DES OBJETS MOBILIERS ET SPÉCIALEMENT DES TITRES AU PORTEUR PERDUS OU VOLÉS

# THÈSE POUR LE DOCTORAT

L'ACTE PUBLIC SUR LES MATIÈRES CI-APRÈS SERA SOUTENU

**Le 10 janvier 1878, à 11 heures 1/2**

PAR

**P. MÉLIODON**



PRÉSIDENT : M. RATAUD,

*Suffragants* : MM. DEMANTE, BEUDANT, GIDE, *Professeurs*,
BOISTEL, RENAULT, *Agrégés*.

Le candidat répondra en outre aux questions qui lui seront faites sur les autres matières de l'enseignement.

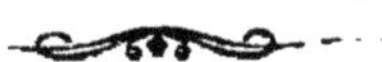

PARIS
IMPRIMERIE DE E. DONNAUD
9, RUE CASSETTE, 9

1878

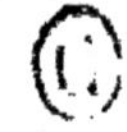

# DROIT ROMAIN

## DES LOIS CADUCAIRES

Nous nous proposons d'étudier les lois *Julia et Papia Poppæa* en ce qui concerne la caducité; mais avant d'aborder cette étude, nous devons exposer sommairement l'ancienne théorie du droit d'accroissement entre cohéritiers et colégataires que ces lois ont eu pour effet de modifier profondément.

## CHAPITRE PREMIER.

### DE L'ACCROISSEMENT DANS L'ANCIEN DROIT.

Lorsque plusieurs personnes sont appelées dans un testament à recueillir une même chose chacune pour le tout, il arrivera : ou bien que le concours effectif des divers intéressés amènera le partage de cette chose entre eux tous, ou bien que l'un ou plusieurs des appelés faisant défaut, les autres profiteront de cette défaillance et verront leur droit échapper au moins en partie à la réduction qui le menaçait.

Le profit que l'effacement des prétentions rivales procure aux gratifiés qui répondent à leur vocation est appelé par les jurisconsultes romains : *jus accrescendi*. C'est cette idée que Celse exprime en ces mots : *Conjunctim heredes institui, aut conjunctim legari, hoc est : totam hereditatem et tota legata singulis data esse, partes autem concursu fieri* (Loi 80, *De legatis*, 3°), et qu'Ulpien reproduit en ces termes empruntés au même jurisconsulte Celse : *Totiens jus adcrescendi esse quotiens in duobus, qui in solidum habuerunt concursu divisus est.* (Loi 3 pr. *De usuf. adcresc.*)

Nous examinerons successivement le droit d'accroissement entre cohéritiers et entre colégataires.

## SECTION I.

### *Accroissement entre cohéritiers.*

Si plusieurs héritiers sont institués dans le même testament avec assignation de parts et que l'un d'eux vienne à manquer, il n'y aura pas lieu au droit d'accroissement tel que nous venons de le définir, mais à un droit d'accroissement d'une nature particulière fondé uniquement sur la maxime : *Nemo paganus partim testatus, partim intestatus decedere potest*. Ce n'est qu'autant que le testateur aura appelé plusieurs personnes à recueillir une même part d'hérédité que cette vocation solidaire, en rendant *conjuncti* les coappelés, pourra, si l'un deux fait défaut, donner naissance au droit d'accroissement proprement dit.

Paul nous indique dans la loi 142 : *De verborum significatione*, qu'il y a trois modes de conjonction possibles. *Triplici modo conjunctio intelligitur, aut enim re per se conjunctio contingit, aut re et verbis, aut verbis tantum.*

En effet les divers héritiers peuvent être institués pour la même fraction héréditaire, par une seule et même disposition du testament, c'est-à-dire par une même phrase et sans désignation de parts entre eux. (*Titius et Mævius ex parte dimidiâ heredes sunto*) ; c'est la *conjunctio re et verbis* dont l'efficacité n'a jamais été contestée.

En second lieu, l'institution de plusieurs personnes pour une même part de l'hérédité peut être faite au moyen de phrases séparées (*Titius ex parte dimidia heres esto, Seius ex parte dimidia. — Ex qua parte Seium institui ex eadem parte Sempronius heres esto*), la *conjunctio* est dite alors *conjunctio re*. Il résulte de la loi 15 pr. *De her. inst.* (28. 5) et aussi de la loi 142 *De verborum significatione* qu'après quelques hésitations les jurisconsultes romains avaient admis que cette *conjunctio re* était suffisante pour fonder le droit d'accroissement.

Enfin, le testateur, tout en instituant plusieurs héritiers par une même phrase peut en même temps leur avoir assigné des parts. Nous avons alors la *conjunctio verbis* qui ne contient plus une vocation à la même chose et qui n'est plus par conséquent une *conjunctio* véritable, comme Pomponius l'indique en ces termes : *Si ita quis heredes instituerit : Titius heres esto : Gaius et Mævius æquis ex partibus heredes sunto :*

*quamvis Et syllaba conjunctionem faciat ; si quis tamen ex his decedat, non alteri soli pars adcrescit, sed omnibus coheredibus pro hereditariis portionibus, quia non tam conjunxisse quam celerius dixisse videatur.* (Loi 66, *De her. inst.*)

En résumé, l'un des héritiers institués faisant défaut, le cohéritier qui lui serait conjoint *re et verbis* pourrait, avant tous autres, prétendre à l'accroissement, car les *conjuncti re et verbis* sont considérés comme ne formant à eux tous qu'une personne (*Unius personæ potestate funguntur*, l. 34 pr. *De legat*, 1°). S'il n'y a pas de *conjuncti re et verbis* ou si tous viennent à manquer, c'est au profit du conjoint *re tantum* que se fera l'accroissement. Enfin, s'il n'y a que des *conjuncti verbis tantum*, ils ne peuvent invoquer aucun privilége, et l'accroissement aura lieu, par suite, au profit de tous les héritiers indistinctement.

Cet accroissement entre cohéritiers était forcé et se produisait même à l'insu de l'héritier et malgré lui, il n'était pas possible en effet d'accepter une partie de l'institution et de répudier l'autre (Loi 53, § 1, *De adq. vel omitt. hered.*). L'héritier était considéré comme ayant acquis *ab initio* les deux parts et sa capacité devait être appréciée en se plaçant à l'époque de la première adition ; par suite, l'institué qui avait recueilli sa part transmettait à ses héritiers le bénéfice ou la charge de l'accroissement, même quand l'événement qui donnait ouverture à cet accroissement ne se serait produit qu'après son décès, c'est ce qu'exprime la formule que l'accroissement a lieu *portionis portioni* et non pas *portionis personæ*.

Quant aux charges qui grevaient spécialement la part défaillante, l'héritier qui bénéficiait de l'accroissement n'avait pas à les supporter parce que le profit qu'il retirait n'était que le développement de son propre droit, l'accroissement avait donc lieu *sine onere*, lorsque le testateur avait légué *nominatim ab eo qui deficiebat*; les seules charges que devait supporter le bénéficiaire de l'accroissement étaient celles qui pesaient sur l'ensemble de l'hérédité.

## § SECTION II.

### *Accroissement entre colégataires.*

Nous nous occuperons successivement des quatre formes de legs.

Legs *per vindicationem*. — Lorsque la même chose a été léguée *per vindicationem* à plusieurs personnes, que ce soit par une seule disposition ou par deux dispositions séparées, l'accroissement a toujours lieu ; en effet, par la formule même du legs, la propriété de la chose entière est transférée à chacun des légataires ; si tous se présentent pour recueillir le legs, il s'opère entre eux un partage ; si, au contraire, l'un d'eux fait défaut, les droits des autres se développent d'autant plus. Nous devons remarquer toutefois qu'en matière de legs comme en matière d'institution d'héritier celui à qui la chose est léguée *disjunctim*, et qui est par conséquent conjoint *re tantum*, se voit toujours préférer le conjoint *re et verbis*; si donc le testateur a légué la même chose à Primus et à Secundus *conjunctim* et à Tertius *disjunctim*, Primus et Secundus auront à eux deux une moitié et Tertius l'autre moitié, et si Primus fait défaut, Secundus seul profitera de cette défaillance. Ajoutons encore que la conjonction *re* est absolument essentielle pour constituer la solidarité de vocation et que si les deux légataires étaient conjoints *verbis tantum* (*Titio et Seio fundum æquis partibus do lego*) la propriété de la chose léguée ne serait dans tous les cas transférée à chacun des légataires que pour une partie.

Legs *per damnationem*. — Quand une même chose a été léguée à plusieurs *per damnationem*, il n'y a jamais lieu au droit d'accroissement. En effet, si le legs a été fait *disjunctim* (*Heres meus fundum Cornelianum Titio dare damnas esto, Heres meus fundum Cornelianum Seio dare damnas esto*), le fonds Cornélien sera dû autant de fois qu'il a été légué, c'est-à-dire que l'héritier devra fournir à chaque légataire ou le fonds ou son estimation.

S'il en est autrement en cas de legs *per vindicationem*, c'est qu'il s'agit alors du droit de propriété qui ne peut appartenir à plusieurs *in solidum*. Comme, au contraire, dans le legs *per damnationem*, il s'agit de créance, on peut admettre que le premier legs produit une obligation pour la totalité de la chose léguée et que le deuxième ne fait qu'ajouter une obligation semblable quant à l'objet dû, mais qui est cependant distincte de la précédente. On peut concevoir en effet qu'après avoir promis à Primus le fonds Cornélien, je le promette quelques jours après à Secundus, *alia atque alia erit obligatio.* — Cette manière d'interpréter le legs peut n'être pas conforme à la pensée du testateur, mais dans tous les cas, elle n'est pas contraire à la nature des choses.

Si le legs a été fait *conjunctim* (*Heres meus fundum Cornelianum Titio et Seio dare damnas esto*), que Seius vienne ou fasse défaut, Titius n'aura jamais droit qu'à la moitié de la chose, et inversement. Gaius nous dit en effet (Comm. 2, § 205) que dans cette hypothèse, *plane singulis partes debentur, sive omnes veniant ad legatum, sive non ; et deficientis portio non ad collegatarium pertinet, sed in hereditate remanet.*

La règle générale que les créances se divisent par leur seule nature entre les ayants droit s'oppose en effet à ce qu'il y ait accroissement dans cette hypothèse ; *jus accrescendi cessat non immerito quoniam damnatio partes facit,* nous disent les fragments du Vatican, § 85, et l'extension de cette règle à la matière des legs se comprend aisément si l'on se souvient qu'à l'origine, le testament n'était qu'une sorte de contrat entre le testateur et son héritier et que, par suite, l'engagement de l'héritier envers les légataires pouvait être considéré comme équivalant à une *damnatio.*

Legs *sinendi modo.* — Lorsqu'il était fait *conjunctim,* on écartait l'accroissement par application de la règle : *Damnatio partes facit,* § 85, Vat. fragm. ; pour celui qui était fait *disjunctim,* il y avait divergence entre les jurisconsultes ; les uns prétendaient que l'héritier, étant tenu d'une simple *patientia,* se trouvait libéré dès qu'il avait laissé prendre la chose à un des légataires; les autres, dont Celse et Gaius, que le legs engendrant pour l'héritier une obligation de fournir la chose, le premier légataire qui se présentait obtenait la chose elle-même et les autres l'estimation.

Legs *per præceptionem.* — Il y avait divergence sur le point de savoir si ce legs pouvait être fait à d'autres qu'à l'un des héritiers institués. Suivant l'opinion des Proculéiens, dont la doctrine aurait été, paraît-il, consacrée dans une constitution de l'empereur Adrien, le legs *per præceptionem* pouvait s'adresser à de simples légataires et il avait alors le même effet qu'un legs *per vindicationem.* En partant de ce point de vue, on devait par analogie admettre dans ce cas l'accroissement.

Le plus souvent le legs *per præceptionem* s'adressait à des héritiers, et alors la question se compliquait de l'application de la règle: *Heredi a semetipso inutiliter legatur.*

Si nous supposons, par exemple, que deux héritiers aient été institués, l'un pour un douzième, l'autre pour onze douzièmes, et que le fonds Cornélien leur ait été légué à l'un et à l'autre, l'héritier qui a droit à un douzième de l'hérédité prendra les onze douzièmes du fonds, et l'autre douzième sera attribué à celui des héritiers qui a droit aux onze douzièmes de l'hérédité. Si, prenant une autre espèce, nous supposons que le fonds Cornélien ait été légué à Primus qui a été institué héritier pour moitié, et à deux *extranei*, Primus n'aura que deux douzièmes du fonds, tandis que les *extranei* auront chacun cinq douzièmes.

Ajoutons en terminant que, d'une part, l'accroissement à l'égard des colégataires comme à l'égard des cohéritiers s'opérait même contre leur gré : *Ejus rei quæ legata est exemplo heredis, partem agnoscere, partem repudiare legatarius non potest* (Paul, *Sent.* lib. III, tit. VI, § 12), et que, d'autre part, il avait lieu également *sine onere*, c'est-à-dire que celui qui profitait de l'accroissement était dégagé des charges particulières que le testateur avait imposées au légataire défaillant, à moins toutefois qu'il ne s'agît d'un fidéicommis ou d'une condition pesant sur le legs d'une manière générale.

## CHAPITRE II.

### SYSTÈME DES LOIS CADUCAIRES.

### SECTION I.

*Incapacités et priviléges créés par ces lois.*

Les guerres civiles et les proscriptions, d'une part; d'autre part, l'abandon du mariage et sa transformation en libertinage par suite de la facilité des divorces avaient amené l'épuisement de la population. Les censeurs avaient, il est vrai, flétri le célibat, et César avait établi des récompenses pour ceux qui avaient beaucoup d'enfants (Dion Cassius, liv. XLIII, ch. xxv); mais ces mesures étaient restées impuissantes. Auguste, après avoir profité de la corruption de ses concitoyens pour les asservir, eut la prétention d'arrêter cette corruption par la législation et la fiscalité, et de combattre l'aversion que les Romains montraient pour le mariage, en instituant, d'une part, des peines pour le célibat et le défaut d'enfant, et, de l'autre, des récompenses pour la paternité. Il trouvait en même temps une occasion d'alimenter le Trésor par de nouvelles ressources, en décrétant qu'à défaut de *patres* aptes à invoquer les faveurs de la nouvelle législation, ce serait le Trésor public qui profiterait des parts vacantes. Ce dernier point de vue dut même tenir une certaine place dans les préoccupations d'Auguste, puisque Tacite, voulant indiquer le double but de la loi, nous dit qu'elle fut présentée : *Incitandis cœlibum pœnis, augendo œrario*.

Le système nouveau ne fut pas créé en une seule fois et sans difficulté ; la loi *Julia de maritandis ordinibus* qui commença la réforme fut d'abord repoussée par les comices en 726 et adoptée seulement dix ans plus tard, en 736. Nous devons remarquer toutefois que ces dates ne sont pas acceptées unanimement et que des commentateurs très-autorisés placent l'échec d'Auguste en 736 et l'adoption en 757. Tous les auteurs s'accordent à reconnaître que la loi *Papia Poppæa*, qui est venue compléter le système, a été votée en 762 ; mais ils se trouvent de nouveau en divergence sur le point de savoir si cette loi a absorbé la loi *Julia* ou l'a laissée subsister. Pour nous, nous pensons que ces deux lois ont coexisté; elles sont en effet fréquemment citées séparément et Gaius indique clairement au § 286 de son Commentaire II que chacune d'elles avait un objet distinct.

Il résulte en effet de ce texte que la loi *Julia* décréta l'impossibilité absolue pour les *cœlibes* de recueillir les hérédités et les legs auxquels ils étaient appelés, et que la loi *Papia* étendit partiellement cette incapacité aux *orbi* qui ne purent profiter que pour moitié des dispositions testamentaires faites en leur faveur.

Quant aux héritiers ou légataires qui étaient mariés et avaient des enfants légitimes, ils recueillaient non-seulement la part que le testateur leur avait assignée; mais encore, ils bénéficiaient des déchéances qui venaient frapper les personnes gratifiées dans le même testament. De telle sorte que ce qui était enlevé aux *cœlibes* et aux *orbi* à titre de peine était attribué aux *patres* à titre de récompense.

Cette attribution était toutefois purement facultative de la part de celui qui devait en bénéficier, à la différence du droit d'accroissement qui avait lieu *etiam invito*, de même, tandis que l'accroissement avait lieu *sine onere*, celui qui revendiquait une part caduque devait être soumis à toutes les charges qui grevaient cette part.

Nous devons remarquer en outre que les lois *Julia* et *Papia Poppæa* n'enlevèrent pas aux *cœlibes* et aux *orbi* la capacité d'être institués héritiers ou gratifiés d'un legs; ce qu'ils perdirent, les uns en totalité. les autres en partie, ce fut le droit de recueillir les libéralités testamentaires qui leur auraient été faites; en d'autres termes, et pour employer les expressions consacrées, ils conservèrent la *testamenti factio* et cessèrent au contraire d'avoir le *jus capiendi ex testamento*.

Les dispositions faites en leur faveur étaient donc valables dans leur principe; mais ils ne pouvaient en profiter qu'à la condition de se trouver en règle avec les prescriptions de la loi, au moment où s'ouvraient ces dispositions. La loi 52, *De legat.* 2°, nous dit en effet, en termes formels, que dans l'application des lois caducaires, ce qu'il importe d'examiner, c'est la position de l'héritier ou du légataire au moment ou le droit se fixe sur sa tête et non au jour de la confection du testament; et Ulpien exprime la même idée lorsqu'il nous dit: *Regula catoniana ad novas leges non pertinet.* Nous devons ajouter qu'il était accordé au *cœlebs* pour contracter mariage un délai de cent jours à partir du décès du testateur, ou plutôt à partir de l'ouverture des tablettes du testament, la loi *Papia* ayant reculé jusqu'à ce moment l'époque de l'adition pour les hérédités et celle de la *diei cessio* pour les legs. Quant à l'*orbus*, les textes manquent pour décider s'il était relevé de son incapacité par la naissance d'un enfant survenu dans le délai de cent jours.

Étudions maintenant les dispositions des lois caducaires dans leur détail et examinons d'abord quelle était la signification exacte des expressions *cœlibes*, *orbi* et *patres*.

Le mot *cœlibes* ne s'entendait pas dans le sens qu'il a pour nous aujourd'hui; il désignait non-seulement ceux qui n'avaient jamais été engagés dans les liens du mariage, mais aussi ceux qui étaient veufs ou divorcés; les femmes seules avaient obtenu pour contracter un nouveau mariage un certain temps de *vacatio* que la loi *Julia* avait fixé à un an pour les veuves et à six mois pour les femmes divorcées et qui fut porté par la loi *Papia* à deux ans à partir de la mort du mari et dix-huit mois à partir du divorce.

Tout mariage n'était pas d'ailleurs suffisant pour mettre à l'abri des incapacités de la loi *Julia*; il fallait que le mariage n'eût pas été contracté au mépris des prohibitions contenues dans les lois nouvelles qui avaient défendu notamment à tout ingénu d'épouser une femme atteinte d'infamie et aux sénateurs et à leurs descendants d'épouser une affranchie.

Le mot *orbus* désignait celui qui, étant marié, n'avait pas d'enfants; celui qui, au contraire, avait un ou plusieurs enfants et était veuf ou divorcé, était le *solitarius pater*, sur la position duquel les jurisconsultes romains sont mutes, mais que plusieurs commentateurs assimilent à l'*orbus*.

Quant au *pater* privilégié, c'était celui qui était à la fois marié et père.

La loi n'exigeait qu'un seul enfant; mais on ne tenait pas compte, en cette matière, des enfants qui ne se rattachaient pas à la famille civile, ni des enfants adoptifs (au moins depuis un sénatus-consulte rendu par Néron, en 815), ni enfin de ceux issus d'un mariage qui n'était pas conforme aux prescriptions des lois *Julia* et *Papia*. Ceci ne s'appliquait qu'aux hommes, les femmes, suivant nous, n'étaient jamais admises à la *caducorum vindicatio*.

Entre les deux classes distinctes créées par les lois *Julia* et *Papia* : d'une part, les *cœlibes* et les *orbi*, et, d'autre part, les *patres*, se plaçaient deux catégories intermédiaires : les *solidi capaces* et ceux qui jouissaient du *jus antiquum*.

La *solidi capacitas* avait pour effet de soustraire certaines personnes aux peines prononcées par les lois caducaires, en les admettant à recueillir sans restriction les libéralités testamentaires qui leur avaient été faites; le *jus antiquum* non-seulement épargnait aux personnes qui en jouissaient les peines de la loi, mais encore les faisait admettre à tirer parti de leur vocation avec toute l'extension dont elle était susceptible.

### § 1. — *Solidi capacitas.*

La faveur de la *solidi capacitas* était accordée d'abord aux personnes pour lesquelles il y avait impossibilité, en raison de leur âge, d'obéir aux prescriptions de la loi.

Ulpien nous apprend que la loi *Papia* avait fixé à 25 ans pour les hommes et à 20 ans pour les femmes l'âge à partir duquel l'*orbitas* était punie (*Reg.*, tit. 16, § 1, *De solidi capacitate inter virum et uxorem*). Il est probable que la loi *Julia* avait marqué la même limite pour le célibat.

Dans ce même ordre d'idées, l'âge de 60 ans pour les hommes et celui de 50 ans pour les femmes auraient entraîné la dispense de toute pénalité, aux termes d'une disposition de la loi *Papia* qui aurait été abrogée, il est vrai, par un sénatus-consulte rendu sous le règne de Tibère (Ulpien, *Reg.*, tit. 16, § 3).

Les lois *Julia* et *Papia* avaient pris de même en considération l'état d'impuissance indépendant de l'âge (Loi 128, *De verb. sign.*), et elles avaient également exempté de toute pénalité ceux qui étaient absents, *reipublicæ causâ* (Ulp., *Reg.*, tit. 16).

Une immunité que justifiaient des motifs d'un ordre différent était accordée à ceux qui tenaient au testateur par de tels liens qu'ils devaient échapper à l'incapacité générale ; l'exception comprenait les cognats jusqu'au 6e degré et même jusqu'au 7e degré pour le fils ou la fille du *sobrinus* ou de la *sobrina* (Fragm. Vat., § 216) et les alliés en ligne directe, ces derniers n'étant toutefois relevés de leur incapacité qu'en ce qui concerne l'*orbitas* (Fragm. Vat., § 218).

Nous devons ajouter que si, dans notre opinion, les femmes n'étaient jamais admises à la *caducorum vindicatio*, elles obtenaient du moins, quand elles avaient le *jus liberorum*, c'est-à-dire après trois accouchements pour les ingénues et quatre pour les affranchies, la faveur de la *solidi capacitas*.

### § 2. — *Jus antiquum*.

Les personnes qui jouissaient de ce droit non-seulement échappaient aux peines de la loi, mais étaient encore admises à recueillir les parts laissées vacantes, suivant les anciennes règles du droit d'accroissement maintenues en leur faveur. Elles profitaient en outre, — à la différence des héritiers qui n'avaient que la *solidi capacitas*, — de la défaillance des legs qui leur avaient été imposés par le testateur.

Nous croyons même qu'il faut aller jusqu'à dire que ce droit d'accroissement pour les parts d'hérédité et ce droit de rétention pour les legs recevaient leur application alors même qu'on se trouvait en présence d'une des incapacités introduites par les lois nouvelles.

Le *jus antiquum* constituait, comme on le voit, une situation bien plus avantageuse que la *solidi capacitas*; — aussi était-il restreint aux descendants et ascendants du testateur jusqu'au troisième degré; — le législateur, suivant l'expression de Justinien, eût rougi d'imposer son joug à des parents aussi rapprochés.

Nous ajouterons que la loi 31 *De legibus* nous paraît devoir être interprétée en ce sens que l'empereur et l'impératrice jouissaient également du *jus antiquum*.

## SECTION II.

### *Ordre de dévolution des parts caduques.*

Examinons maintenant quels principes régissaient la dévolution des dispositions testamentaires qui venaient à défaillir.

Les parts héréditaires caduques devaient d'abord être attribuées aux héritiers *patres* qui étaient *conjuncti* avec le défaillant ; — le mot *conjunctio* avait ici la même signification qu'en matière d'accroissement, c'est-à-dire que la préférence appartenait avant tout à la *conjunctio re et verbis* et ensuite à la *conjunctio re*. Quant à la *conjunctio verbis* qui, dans l'ancien droit, ne conférait aucune prééminence, nous sommes porté à croire qu'il en était tenu compte, mais seulement subsidiairement. A défaut de tout héritier *pater conjunctus*, les parts caduques appartenaient aux héritiers *patres* ordinaires, — et quand aucun héritier *pater* ne figurait dans le testament, aux simples légataires *patres*.

Les legs appartenaient d'abord aux *collegatarii patres conjuncti* puis aux héritiers *patres*, *pro partibus hereditariis*, et enfin, à défaut de ces deux classes de personnes, aux *legatarii patres, non conjuncti*, entre lesquels ils se divisaient par tête. Toutefois, dans la matière des legs, il existait en ce qui concerne *la conjunctio*, une différence profonde entre la théorie du droit d'accroissement et le système des lois caducaires, car non-seulement, le droit aux parts caduques avait été étendu aux colégataires qui n'étaient que *conjuncti verbis*, mais même on en vint à préférer le *conjunctus verbis* au *conjunctus re tantum*, le *conjunctus re et verbis* restant d'ailleurs au premier rang. Nous ajouterons que cette régle, qui résulte de la loi 89 *De legatis* 3°, nous paraît s'éloigner complétement des vrais principes, car, dans la répartition des parts caduques comme dans le règlement du droit d'accroissement, c'était avant tout l'exécution de la volonté du défunt qu'on devait avoir en vue.

Enfin, à défaut de tous héritiers et de tous légataires *patres*, c'était au peuple romain considéré comme *parens omnium* qu'étaient attribuées les *caduca*. Cet ordre de dévolution, dans lequel le Trésor venait au dernier rang, paraît avoir été modifié au commencement du troisième siècle de l'ère chrétienne. A cette époque, une constitution de Caracalla écarta le privilége de la paternité et appela le fisc à recueillir les parts caduques, en respectant seulement le *jus antiquum* que les lois *Julia* et *Papia Popæa* avaient conféré aux ascendants et aux descendants du testateur. C'est ainsi, du moins, que nous interprétons le § 2, tit. XVII, Règles d'Ulpien; mais nous sommes en même temps disposé à admettre que le droit des *patres* supprimé par Caracalla fut rétabli par un de ses successeurs, car nous savons par le § 14 de la constitution *De caducis tollendis* qu'au temps de Justinien le fisc était encore rejeté au dernier rang.

## SECTION III.

### *Détermination des dispositions testamentaires auxquelles s'appliquaient les lois caducaires.*

Nous avons maintenant à examiner quelles étaient les dispositions de dernière volonté auxquelles s'appliquaient les lois *Julia et Papia.*

Tout d'abord, cette application n'était possible qu'autant qu'il s'agissait d'une succession testamentaire, les successions *ab intestat* échappant à l'empire des lois caducaires.

En second lieu, il était indispensable que le testament valût en partie, car si l'héritier unique était *incapax*, la succession *ab intestat* était ouverte et par suite, comme nous venons de le dire, la *caducorum vindicatio* était écartée.

Le testament étant valable, au moins en partie, les dispositions qu'il contenait pouvaient se diviser en trois catégories : les dispositions *pro non scriptis*, celles qui étaient dites *in causa caduci*, et enfin les *caduca*.

On appelait *pro non scriptis* les dispositions qui étant nulles dès leur origine restaient absolument inutiles ; ces dispositions avaient été laissées en dehors des innovations introduites par les lois caducaires, et elles continuèrent à être soumises aux règles de l'ancien droit sur l'accroissement. On peut citer comme exemples principaux de dispositions réputées *pro non scriptis* : le cas où le gratifié était déjà mort ou privé de la *testamenti factio* à l'époque de la confection du testament ; le cas où le legs porte sur des choses qui ne sont pas *in commercio*, soit d'une manière absolue, soit relativement au légataire ; enfin, celui où la volonté du testateur n'a pas été suffisamment manifestée ou ne l'a été qu'irrégulièrement.

Si nous supposons maintenant une disposition valable *ab initio*, on disait qu'elle était caduque lorsque le destinataire ne pouvait pas la recueillir pour quelque cause que ce fût ; mais la caducité proprement dite ne comprenait que les dispositions qui venaient à défaillir après la mort du testateur ; celles qui venaient à défaillir de son vivant étaient dites *in causa caduci*. Telle est, du moins, la distinction indiquée par Justinien dans sa constitution *De caducis tollendis*, § 2, et Justinien prétend sur ce point reproduire la doctrine des anciens. Bien que cette distinction n'eût aucune conséquence pratique, puisque nous pensons que les libéralités *in causa caduci* et les *caduca* étaient traitées de la même façon, nous devons faire remarquer que, suivant certains commentateurs, les dispositions *in causa caduci* étaient celles qui étaient frappées par les déchéances introduites par l'ancien droit civil, tandis que la dénomination de *caduca* devait s'appliquer aux déchéances résultant des lois nouvelles.

Ces commentateurs prétendent, par suite, qu'il n'y a caducité proprement dite que lorsque le bénéficiaire est *latin junien*, ou *cælebs*, ou *orbus*, ou lorsqu'il meurt ou devient pérégrin depuis la mort du testateur et avant l'ouverture des tablettes du testament. Pour nous, nous pensons que la caducité s'applique aux déchéances reconnues par l'ancien droit tout aussi bien qu'à celles qui ont leur source dans les lois *Julia* et *Papia* et nous pensons aussi qu'elle n'est nullement arrêtée par l'*apertura tabularum*, dont le seul effet est de permettre de faire adition et d'assurer la transmission de legs purs et simples. Nous considérons donc comme rentrant dans la caducité proprement dite les cas de mort de l'institué, de grande ou de moyenne *capitis deminutio* et de répudiation de libéralité, survenus *post apertas tabulas*.

## SECTION IV.

### *Particularités du legs d'usufruit.*

Nous devons signaler, en terminant, cette particularité que les legs d'usufruit restèrent toujours régis par les anciennes règles du droit d'accroissement ; pour comprendre les motifs de cette exception à l'application des lois caducaires, il suffit de remarquer que substituer à la personne désignée par le testateur une autre personne désignée par la loi, c'est apporter une modification complète à la nature d'un droit qui, comme le droit d'usufruit, est essentiellement attaché à la personne. Il ne faudrait pas aller cependant jusqu'à dire que les *cœlibes* et les *orbi* pouvaient recueillir en totalité un legs d'usufruit ; il eût été trop facile, dans ce cas, d'éluder les lois caducaires ; la règle spéciale que nous venons d'indiquer avait seulement pour objet de décider que la dévolution des parts caduques se ferait conformément au droit d'accroissement.

Ulpien, § 77 Vat. Fragm., nous signale encore une autre différence entre le legs d'usufruit et le legs de propriété. On admettait, en effet, que pour l'usufruit, l'accroissement pouvait avoir lieu même après que le legs avait été recueilli par chacun des colégataires : l'usufruit, disait-on, se constitue jour par jour ; par suite, si, au cours de l'usufruit, l'un des usufruitiers fait défaut, l'autre est toujours en mesure de recueillir la totalité de la jouissance. Ce point de vue n'est pas exact ; Ulpien lui-même nous l'indique lorsqu'il nous dit dans la loi unic. pr. *Quando dies ususfructûs legati cedat : Quanquam ususfructus ex fruendo consistat, id est, facto aliquo ejus, qui fruitur et utitur, tamen semel cedit dies* ; et cette assertion se trouve encore fortifiée, lorsqu'on voit Ulpien nous indiquer, dans ce même passage, que pour arriver à cette constitution de legs jour par jour, il fallait avoir recours à une série de legs qui étaient faits *in dies, vel menses, vel annos singulos*.

## SECTION V.

### *Extension des lois caducaires aux donations à cause de mort et aux fidéicommis.*

Les lois *Julia* et *Papia* s'appliquaient exclusivement aux legs ; — ce fut un sénatus-consulte dont la date n'est pas connue qui assimila, à ce point de vue, les donations à cause de mort aux legs ; les objets donnés à un incapable furent, par suite, attribués aux héritiers *patres*, à leur défaut aux *legatarii patres*, et enfin, au dernier rang, à l'*ærarium* ou au fisc. En ce qui concerne les fidéicommis, l'assimilation ne fut établie que par le sénatus-consulte Pégasien, et, pendant une période d'un demi-siècle, les *cælibes* et les *orbi* eurent le *jus capiendi ex fideicommisso* ; — toutefois si le fiduciaire refusait de restituer l'hérédité ou le legs, le secours du *Prætor fideicommissarius* devait faire défaut à ceux qui étaient frappés d'incapacité. A partir du sénatus-consulte Pégasien, les fidéicommis caducs qui portaient sur une part d'hérédité étaient attribués aux institués *patres*, à leur défaut, aux *legatarii patres*, et enfin au Trésor public ; ceux qui portaient sur un legs étaient conservés par le légataire grevé.

Il arrivait quelquefois que le testateur faisait promettre à son héritier de restituer au *cælebs* ou à l'*orbus* qu'il voulait gratifier. Ce fidéicommis tacite avait été déclaré nul, même avant le sénatus-consulte Pégasien.

On alla même jusqu'à décider que le grevé encourait, comme indigne, la confiscation de toute la portion qu'il s'était obligé de restituer à l'incapable. — D'autre part, le fisc faisait une part d'un quart à celui qui dénonçait le fidéicommis tacite au *præfectus ærario*. L'incapable qui se dénonçait lui-même recevait, aux termes d'un édit de Trajan, la moitié de la disposition.

## CHAPITRE III.

### MODIFICATIONS APPORTÉES AUX LOIS CADUCAIRES. SYSTÈME DE JUSTINIEN.

Les lois caducaires, en essayant d'imposer le mariage au moyen de peines pécuniaires, faisaient violence aux mœurs de la nation; aussi tandis que, d'une part, des expédients nombreux, dont le plus usité était la substitution vulgaire, et particulièrement la substitution réciproque des héritiers, étaient imaginés pour se soustraire à cette législation tyrannique, d'autre part des décisions impériales venaient renverser progressivement les principales dispositions qui servaient de base aux lois nouvelles.

Tout d'abord, le triomphe du christianisme qui glorifiait l'état de célibat devait nécessairement entraîner l'abolition des peines qui frappaient autrefois cet état, et le premier empereur chrétien, Constantin le Grand s'empressa, en effet, de supprimer ces peines et d'abroger en même temps les dispositions qui restreignaient la capacité des *orbi*. Il importe toutefois de remarquer que ces modifications dans la législation caducaire n'eurent point pour effet de faire disparaître les récompenses attribuées aux *patres*; elles ne firent qu'agrandir le domaine de la *solidi capacitas* en l'étendant aux *cœlibes* et aux *orbi*. La *caducorum vindicatio* se maintint donc jusqu'à Justinien, qui détermina, dans la constitution : *De caducis tollendis*, les nouvelles règles qui devaient être appliquées au *jus adcrescendi*.

C'est cette constitution que nous nous proposons d'analyser.

Tout d'abord, Justinien modifie les lois caducaires en ce qui concerne l'époque de l'adition d'hérédité et celle de la *diei cessio* pour les legs que la loi *Papia* avait reculés jusqu'à l'époque de l'ouverture des tablettes du testament. Justinien décide que tout héritier pourra faire adition à partir du décès du testateur et qu'à cette même date se placera le *dies cedens*, soit pour les legs purs et simples, soit pour les legs à terme. La règle de la loi *Papia* avait, du reste, déjà été modifiée partiellement par une constitution des empereurs Théodose et Valentinien, qui avait décrété que quand l'institué qui mourait après la mort du testateur et avant l'ouverture du testament était un descendant du défunt, il transmettait à sa postérité la portion d'hérédité à laquelle il était appelé.

Abordant ensuite la question la plus importante de la matière, Justinien décide comment doit être réglée la dévolution des parts caduques, et il pose ce principe qui s'applique à toutes les dispositions, qu'elles soient *pro non scriptis*, *in causa caduci* ou *caduca* : que la défaillance d'un cohéritier profitera à celui auquel sa présence aurait nui, ou, en d'autres termes, que la dévolution des parts héréditaires devra être réglée comme si le testateur n'avait point disposé en faveur de celui qui vient à faire défaut. Justinien ajoute que le *conjunctus* doit avoir la préférence sur le grevé, et cette décision n'est du reste qu'une application de la règle que nous venons de poser, bien que Justinien ait le tort de la présenter comme une exception à cette règle; nous pensons, en effet, qu'il ne s'agit dans la législation de Justinien, comme dans l'ancien droit, que du *conjunctus re tantum* et du *conjunctus re et verbis*; quant au *conjunctus verbis tantum*, il ne saurait prétendre au droit d'accroissement.

Justinien revient également à l'ancien droit en décidant que l'accroissement est forcé et opère rétroactivement, de telle sorte que l'héritier qui a accepté sa part se trouve dans l'obligation de prendre la part vacante; mais en ce qui concerne la transmission des charges attachées à cette part vacante, il y avait lieu de distinguer entre les dispositions *pro non scriptis* et celles qui étaient *in causa caduci* ou *caduca*. Pour les dispositions *pro non scriptis*, la dispense des charges était toujours admise, sauf dans des cas fort rares; pour les autres, la règle était au contraire la transmission des *onera*. Il est bien évident toutefois que la transmission des charges cessait d'avoir lieu, lorsque ces charges avaient été imposées exclusivement au bénéficiaire direct de l'institution.

En ce qui concerne spécialement les legs, les distinctions que nous avons indiquées plus haut entre les diverses formes de legs n'ont plus de raison d'être, puisque ces formes ont elles-mêmes disparu et que toutes les différences qui en résultaient ont été effacées. Quelle que soit donc la formule du legs, il y aura partage en cas de concours ou, en cas de défaillance, attribution du tout au colégataire.

Quant à la transmission des charges, il faudra distinguer si les légataires sont *conjuncti* ou *disjuncti*. Dans le premier cas, l'accroissement est facultatif, mais ne peut avoir lieu que *cum onere;* dans le second, l'accroissement est forcé, mais s'effectue *sine onere*. Cette distinction paraît peu rationnelle, et nous croyons qu'il eût été préférable de décider que l'accroissement serait toujours volontaire, mais que, d'autre part, il entraînerait toujours la transmission des charges imposées au défaillant.

# DROIT FRANÇAIS

## DES OBJETS MOBILIERS
## ET SPÉCIALEMENT DES TITRES AU PORTEUR
## PERDUS OU VOLÉS.

### PREMIÈRE PARTIE.

**Des objets perdus ou volés.**

### CHAPITRE PREMIER.

#### DES OBJETS PERDUS.

On appelle du nom générique d'épaves les choses perdues dont le propriétaire est inconnu. Cette expression, qui paraît dériver du mot latin *expavidus*, effarouché, ne désignait d'abord que les animaux dispersés par la frayeur, et qui avaient échappé à la surveillance de leur maître; mais elle a été appliquée ensuite, par un abus de langage, à toutes les choses perdues dont on ne connaît pas le véritable propriétaire.

Il est évident *a priori* que ces choses ne doivent être confondues ni avec les *res nullius* qui n'appartiennent à personne, parce que personne ne s'en est encore emparé, ni avec les *res derelictæ*, c'est-à-dire avec les choses abandonnées par leur propriétaire sans aucun esprit de retour ; le mode général d'acquisition par voie d'occupation n'est donc pas applicable aux épaves qui doivent être régies par des principes spéciaux. — La question, malgré son importance pratique, n'a été, à aucune époque, l'objet d'un règlement législatif complet. L'art. 747 du Code civil nous dit, il est vrai, que les droits sur les choses perdues, dont le maître ne se représente pas, sont réglés par des lois particulières ; mais, comme nous le verrons bientôt, les lois existantes laissent en dehors les cas les plus usuels, et, en outre, elles sont loin de présenter entre elles une concordance satisfaisante. Pour étudier ces lois et pour régler les questions qu'elles n'ont point tranchées, il est nécessaire de distinguer, suivant le lieu où les objets ont été perdus, quatre espèces d'épaves : 1° les épaves terrestres ; 2° les épaves maritimes ; 3° les épaves fluviales ; 4° enfin certaines épaves régies par des lois particulières, en raison des circonstances dans lesquelles elles ont été égarées.

## SECTION I.

### *Epaves terrestres.*

Les épaves de terre sont des objets animés ou inanimés qui ont été perdus sur la voie publique, ou dans un lieu public, ou même sur le terrain ou dans la maison d'un particulier. — Examinons d'abord quels étaient les principes qui régissaient ces sortes d'épaves dans notre ancienne jurisprudence.

Nous voyons dans diverses ordonnances de 1319, 1373, 1380 et 1413, que les rois et les seigneurs se disputèrent longtemps la propriété de ces épaves. On en vint à admettre généralement que le droit de se les approprier, lorsqu'elles n'avaient pas été réclamées, était un droit attaché à la haute justice. Les épaves, nous dit Pothier, sont attribuées au seigneur haut justicier, pour le récompenser des frais qu'il fait pour faire rendre la justice. Toutefois quelques coutumes, notamment celles de Tours, de Lodunois et d'Amiens, accordaient ce droit d'épave au moyen justicier, et celle d'Orléans admettait même les bas justiciers à participer à ce droit jusqu'à concurrence de la somme à laquelle ils avaient droit de justice.

Dans toutes les coutumes, l'inventeur de la chose perdue était obligé, sous peine d'amende, de faire sa déclaration au greffe; mais le délai qui lui était accordé pour cette déclaration variait, suivant les pays, de 24 heures à 8 jours. Lorsque l'épave avait été ainsi déférée à la justice, il devait être fait plusieurs proclamations avant que le seigneur pût la faire vendre à son profit, afin que le propriétaire fût averti et eût le temps de venir la réclamer. Les coutumes renfermaient des dispositions différentes, quant au nombre et à la forme de ces proclamations et quant au temps qui devait être accordé au propriétaire pour venir réclamer l'épave ou le prix pour lequel elle avait été vendue.

La plupart des coutumes n'obligeaient le seigneur à garder l'épave que pendant quarante jours; toutefois, même après ce délai, le propriétaire était encore reçu à la rélamer tant que l'épave n'avait pas été adjugée au seigneur; mais dès que cette adjudication avait eu lieu, comme elle était faite en justice, elle purgeait et éteignait tous les droits du propriétaire. — Quant à l'inventeur, deux coutumes seulement, celle d'Orléans et celle de Bretagne, lui accordaient dans tous les cas, un droit sur l'épave; ce droit était égal au tiers du prix après prélèvement des frais de garde, de proclamation et d'adjudication. — Toutefois, dans quelques provinces, on ne considérait comme épaves seigneuriales que les animaux égarés, et quant aux autres choses mobilières perdues, elles restaient acquises à ceux qui les avaient trouvées, comme biens sans maître, si, après les publications réglées par la loi ou les usages, personne ne se présentait pour les réclamer.

Le droit seigneurial d'épaves a été aboli par l'art. 7 du titre I de la loi des 13 et 20 avril 1791, en ces termes :

« Les droits de déshérence, d'aubaine, de bâtardise, d'épaves, de varech, de trésor trouvé, et celui de s'approprier les terres vaines et vagues, n'auront plus lieu en faveur des ci-devant seigneurs, à compter de la publication des décrets du 11 août 1789, les ci-devant seigneurs demeurant, depuis cette époque, déchargés de l'entretien des enfants trouvés. »

Nous avons donc un texte formel, abrogeant l'ancien droit, qui, du reste, ne pouvait survivre à l'ancien régime; mais lorsque nous nous demandons à quels principes nouveaux il convient de nous rattacher, nous ne trouvons, sur la matière, nonobstant le renvoi de l'art. 717, aucune loi particulière. Aussi les opinions sont-elles encore aujourd'hui très partagées. Il est d'abord un point certain sur lequel les auteurs sont d'accord, c'est que le propriétaire du fonds sur lequel l'épave a été trouvée, ne peut réclamer, à ce titre, aucun droit sur elle; l'épave n'étant point une chose cachée ou enfouie, ne saurait être assimilée à un trésor, tout ce que l'on peut dire, c'est qu'il existe en faveur du maître du fonds une présomption de propriété, parce que, suivant la formule de la Cour de cassation (arrêt du 7 septembre 1855), « tout ce qui existe dans une maison y demeure sous l'autorité et doit être réputé en la possession du chef de l'établissement » ; mais si cette présomption est détruite par la preuve contraire, le maître du fonds qui a persisté à conserver, malgré la réclamation du propriétaire, les objets qu'il a trouvés chez lui, peut, comme tout autre inventeur, être déclaré coupable de soustraction frauduleuse. (Arrêt de la Cour de Paris du 13 mars 1846, confirmé par un arrêt de la Cour de cassation du 22 mai 1846.)

Ce premier point établi, à qui la chose perdue doit-elle appartenir? Deux systèmes principaux sont en présence, l'un attribue la chose perdue à l'État, l'autre à l'inventeur.

Avant d'indiquer les motifs sur lesquels s'appuie chacun de ces deux systèmes, nous devons faire observer que c'est à tort que la plupart des auteurs, notamment MM. Demolombe et Aubry et Rau, ont cru trouver dans Proudhon un troisième système, qui consisterait à suivre la coutume du lieu où la chose a été trouvée, en attribuant à l'État ce que l'ancien droit attribuait aux seigneurs; il suffit, en effet, de se reporter à l'un des passages de Proudhon, visés par ces auteurs, pour reconnaître la confusion qu'ils ont commise. Au n° 426 tome I du traité du *Domaine privé*, Proudhon s'exprime ainsi :

« Les lois nouvelles ont bien décrété, en principe général, *que les choses qui se trouvent sans maître appartiennent à l'État*, mais elles ne renferment aucune disposition réglementaire sur la manière dont les épaves de terre doivent être déclarées par l'inventeur, publiées par les agents du fisc avant d'être vendues *au profit du Trésor public*: nous sommes donc encore obligés de recourir *sur ce point*, aux règles établies par l'ancienne jurisprudence, conformément aux diverses coutumes. »

Ce texte ne montre-t-il pas clairement que si Proudhon parle des anciennes coutumes, c'est seulement pour régler les délais de déclaration et de publication, et non la question de propriété?

Arrivons maintenant aux deux systèmes qui restent seuls en présence.

Nous avons déjà indiqué que d'après le premier système, les épaves appartiendraient aujourd'hui tout entières à l'Etat, à défaut de réclamation par le propriétaire dans un certain délai.

Cette doctrine est celle de Merlin et Favart, et aussi celle de Proudhon, comme nous venons de le montrer

Nous la trouvons également reproduite dans un avis du Comité des finances du Conseil d'État, donné le 1er décembre 1820, et approuvé par le Ministre le 5 janvier 1821, toutefois, ce comité, s'il ne contredit pas d'ailleurs la prétention de l'administration des domaines à la propriété des choses perdues, n'ose pas trancher la question, et se borne à ordonner le séquestre de l'objet trouvé, entre les mains de la Régie, jusqu'à la réclamation du propriétaire, ou jusqu'à ce qu'un jugement en ait attribué la propriété à l'inventeur. On s'appuie principalement, pour soutenir le droit de l'État aux épaves, sur l'art. 3 de la loi des 22 novembre-1er décembre 1790, et sur les articles 539 et 713 du Code civil, qui déclarent que tous les biens vacants et sans maître appartiennent à l'État. Pour nous, nous ne pouvons admettre cette assimilation des épaves aux biens vacants et sans maître; les épaves ont en effet un maître, inconnu il est vrai, mais qui n'en conserve pas moins son droit de propriété, puisque rien ne fait supposer qu'il ait voulu l'abdiquer; les véritables biens vacants et sans maître sont ceux dont les anciens propriétaires sont décédés ou ont disparu, et dont personne n'est plus admis à réclamer la propriété; les travaux préparatoires du Code démontrent d'ailleurs que c'est exclusivement pour les immeubles, pour les universalités de meubles, et pour les biens dépendant de successions définitivement tombées en déshérence que nos articles ont été faits; ils ne sauraient, par suite, s'appliquer à un meuble déterminé égaré momentanément par son propriétaire; et ce qui le prouve surabondamment, c'est que l'article

717 qui suit presque immédiatement l'un des articles cités, déclare que les droits sur les choses perdues, dont le maître ne se représente pas, sont réglés par des lois particulières, disposition incompréhensible si l'on admet que ces droits sont déjà réglés par les articles 539 et 713.

L'État étant écarté, quels sont les droits de l'inventeur ?

Certains auteurs indiquent que la propriété de la chose perdue doit lui être attribuée, en vertu de l'ancien principe : *Quod nullius est primo occupanti* ; mais alors, pour être logiques, ils devraient dire que l'acquisition est immédiate ; or, nous ne croyons pas que personne aille jusque-là; pour nous, nous l'avons déjà dit, l'occupation n'a rien à voir dans la matière qui nous occupe.

D'autres auteurs estiment que c'est au bout de trois ans que l'inventeur acquiert la propriété de l'objet perdu, et nous trouvons en ce sens une décision du Ministre des finances, du 3 août 1825, qui ordonne que le prix de la chose perdue sera remis à l'inventeur au bout de ce délai de trois ans. Cette décision s'appuie sur ces motifs, qu'en l'absence de dispositions spéciales, l'on ne peut se déterminer que par des considérations morales ; qu'il importe de laisser à l'inventeur l'espoir de profiter un jour de ce qu'il a trouvé, parce que cet espoir peut le décider à en faire le dépôt, et que cette mesure, par la publicité qu'elle occasionne, et les délais qu'elle entraîne, a pour but de mieux assurer les droits du propriétaire ; enfin qu'il est de principe qu'en fait de meubles la possession vaut titre. Sans contester la valeur des considérations morales sur lesquelles s'appuie la décision ministérielle, nous dirons seulement qu'elle ne nous paraît pas conforme au droit. Lorsqu'elle prétend en effet faire une application de l'article 2279, elle ne prend pas garde que cet article suppose la bonne fois et le juste titre, et que ni l'une ni l'autre de ces conditions ne se rencontre dans l'espèce. Il est vrai qu'à défaut de l'art. 2279, on a invoqué l'art. 638 du Code d'instruction criminelle, pour soutenir que l'action en restitution du propriétaire de la chose perdue ne durait que trois ans, et on a prétendu que toute réclamation devait être interdite après la prescription de l'action civile qui a précisément pour but la restitution de l'objet matériel du délit, et la réparation du tort que la privation de cet objet a pu causer à la partie lésée. — Nous ne pouvons admettre cette doctrine et nous pensons au contraire que rien ne saurait empêcher le propriétaire dépouillé de poursuivre l'inventeur pendant trente années, par action réelle, comme détenteur d'un bien qui ne lui appartient pas ; le propriétaire devra seulement, en cherchant à prouver la mauvaise foi de l'inventeur, éviter de parler de vol ; mais comme le dit Marcadé: «Ce ne sera là qu'une affaire de précaution oratoire, et il sera toujours facile d'arriver, surtout avec la bonne volonté que ne manqueront pas d'y mettre les juges en pareil cas, à donner la conviction de la mauvaise foi, sans se faire déclarer non recevable comme poursuivant le possesseur en qualité de voleur. » Certains auteurs proposent, il est vrai, cette distinction : Ou bien l'action de la partie lésée prend sa source dans un contrat préexistant au délit, ce délit provint-il de sa violation, ou c'est le délit seul qui lui donne naissance et lui sert de fondement. — Dans le premier cas, l'action dure trente ans; dans le second, elle ne dure que trois ans. — Si nous admettions cette distinction, nous serions conduit à dire que l'action en revendication de l'objet perdu dure trente ans, si elle est dirigée contre un inventeur qui a appréhendé l'objet sans intention de se l'approprier; mais qu'elle ne dure que trois ans si l'inventeur s'est emparé frauduleusement de cet objet. Il suffit d'énoncer une pareille conséquence pour montrer que cette distinction doit être repoussée.

Ainsi donc, dans notre pensée, l'inventeur ne devient pas immédiatement propriétaire de la chose trouvée; il ne l'est pas non plus au bout de trois ans; seulement, dès le moment de l'invention, il acquiert sur la chose trouvée un droit de possession qui le mènera à la propriété par l'effet d'une prescription trentenaire, c'est-à-dire si trente ans s'écoulent depuis que l'objet a été découvert sans réclamation du propriétaire.

Nous venons de dire que l'inventeur ne peut acquérir la propriété de la chose perdue qu'à défaut de réclamation du propriétaire; mais nous devons ajouter qu'il ne suffit pas qu'il attende dans l'inaction que cette réclamation se produise, son devoir est de faire tous ses efforts pour découvrir le véritable propriétaire; il doit en particulier faire les déclarations prescrites par les divers règlements de police, notamment par l'ordonnance de police du 19 frimaire an XII, qui dispose que tout effet trouvé doit être rendu de suite à son propriétaire, s'il est connu, et que, s'il n'est pas connu, l'effet doit être porté dans les 24 heures chez l'officier de police le plus voisin, qui en reçoit la déclaration qu'il transmet avec l'objet trouvé, à la préfecture de police. Nous croyons toutefois que si l'on peut dire avec raison que celui qui néglige de faire cette déclaration commet une contravention, ce serait aller trop loin que de le déclarer coupable de vol.

Les anciens auteurs n'ont jamais admis cette assimilation. Pothier, après avoir posé en principe que celui qui a trouvé un objet perdu doit faire une déclaration au greffe, ajoute : « Faute par celui qui a trouvé l'épave de l'avoir déférée dans le temps dans lequel il devait le faire, ou d'en avoir averti d'une manière équipollente, en la faisant crier, il doit être condamné à une amende, que notre coutume d'Orléans, art. 166, ainsi que plusieurs autres coutumes règlent à un écu sou, c'est-à-dire à 60 sous. » D'autres coutumes laissent cette amende à l'arbitrage du juge.

Si nous généralisons maintenant la question, nous aurons à nous demander si celui qui s'approprie un objet qu'il a trouvé, se rend coupable de vol. Nous croyons que la réponse doit être affirmative s'il est prouvé que l'inventeur a eu, au moment même où il a découvert l'objet perdu, l'intention de se l'approprier, parce qu'alors se trouvent réunis dans ce fait les trois éléments constitutifs du vol : soustraction, intention frauduleuse, chose d'autrui. Mais si celui qui a trouvé la chose a eu d'abord l'intention de la restituer, et que la volonté de se l'approprier ne lui soit venue que postérieurement, nous ne pensons pas qu'on puisse dire alors qu'il y ait vol, parce que c'est la soustraction frauduleuse, et non la rétention frauduleuse qui constitue le vol. Si donc il était bien établi qu'au moment de la prise de possession de la chose l'intention frauduleuse n'existait pas encore, et qu'elle n'est survenue que plus tard, nous serions porté à croire que cette prise de possession ne constitue pas un vol; mais nous pensons en même temps que la concomitance de l'intention frauduleuse avec l'appréhension peut être constatée à l'aide de circonstances postérieures au fait matériel de la prise de possession.

## SECTION II.

### *Épaves maritimes.*

On appelle épave maritime tout objet qui, provenant de jet, bris ou naufrage, a été trouvé sur les flots, retiré du fond de la mer, ou déposé par elle sur le rivage, hors d'un naufrage connu, et auquel on travaille.

A Rome, ces objets naufragés appartinrent au premier occupant, dans le droit ancien, — et ensuite au fisc, après l'établissement de l'empire.

En France, sous la féodalité, le droit de bris et naufrages fut un droit seigneurial. — Les rois, après avoir vainement tenté de réprimer les prétentions des seigneurs, voulurent partager avec eux le bénéfice qu'ils retiraient de l'exercice de ce droit. — Une ordonnance de François I^er^, de février 1543, attribua un tiers des épaves des naufrages au sauveteur, un tiers à l'amiral, et un tiers au roi ou au seigneur cessionnaire de son droit; l'ordonnance laissait toutefois au propriétaire des objets naufragés un délai de deux mois pour les réclamer.

Ces dispositions se retrouvent, sauf quelques modifications, dans l'ordonnance de la marine de 1681, dont le titre 9 constitue encore aujourd'hui le véritable règlement de la matière. — Cette ordonnance enjoint à tous ceux qui auront tiré du fond de la mer ou trouvé sur les flots, des effets procédant de jet, bris ou naufrage, de les mettre en sûreté, et vingt-quatre heures après, au plus tard, d'en faire la déclaration aux officiers de l'amirauté dans le détroit de laquelle ils auront abordé, à peine d'être punis comme recéleurs. Elle enjoint aussi sous les mêmes peines, à ceux qui auront trouvé sur les grèves et rivages de la mer quelques effets échoués ou jetés par le flot, de faire semblable déclaration, dans pareil temps. Les effets ainsi trouvés doivent être incessamment proclamés aux prônes des paroisses du port et de la ville maritime la plus prochaine, à la diligence du procureur du roi au siége de l'amirauté. Les billets de proclamation doivent contenir la qualité des effets, le lieu et le temps auxquels ils ont été trouvés, et les curés sont tenus d'en faire la publication, à peine de saisie de leur temporel. Les marchandises et autres effets trouvés en mer ou sur les grèves peuvent être réclamés dans l'an et jour de la publication qui en a été faite, et ils sont alors rendus aux propriétaires, en payant les frais faits pour les sauver. Si les effets échoués ou trouvés sur le rivage ne sont point réclamés dans l'an et jour, ils sont partagés également entre le roi (ou les seigneurs auxquels il aurait cédé son droit) et l'amiral, — les frais de sauvement et de justice préalablement pris sur le tout.

Nous venons de rapporter les dispositions principales de l'ordonnance; examinons maintenant comment ses dispositions se sont modifiées.

Tout d'abord, quant aux déclarations à faire par l'inventeur, c'est aujourd'hui au bureau de l'inscription maritime qu'elles doivent être faites et en outre, pour les objets trouvés sur la côte, au bureau de la douane.

Le commissaire de l'inscription maritime qui a reçu la déclaration de sauvetage, doit procéder à la reconnaissance et description de l'épave, en présence d'un agent de la douane, qui signe le procès-verbal. (Décret du 6-22 août 1791, titre 7, art. 2.)

L'objet sauvé est, suivant son importance, laissé dans le lieu où le sauveteur l'a déposé, ou renfermé dans un magasin, sous la double clef de la marine et de la douane.

Après un an et un jour de dépôt sans réclamation de la part du propriétaire, les objets sauvés sont vendus. Toutefois ceux dont la détérioration ou la perte serait à craindre, peuvent l'être immédiatement après le sauvetage (Règlement du 17 juillet 1816, art. 86.) Quant à la propriété des épaves, nous avons vu que l'ordonnance la partageait entre le roi et l'amiral; mais, d'une part, un règlement du 23 août 1739 a décidé que si les effets sauvés des naufrages, bris et échouements n'avaient pas été réclamés dans l'an et jour, il serait procédé à la vente de ces effets, et que le produit de ladite vente serait remis, moitié au receveur du droit de l'amiral et moitié au trésorier des Invalides, les frais de justice préalablement levés; et d'autre part, l'office d'amiral a été supprimé par la loi des 1er-15 mai 1791, et la portion qui lui était affectée dans ces épaves a reçu la même destination que celle qui appartenait au roi; par suite, le décret des 30 avril-13 mai 1791, relatif à la caisse des Invalides de la marine indique, dans son art. 4, au nombre des revenus casuels de cette caisse, la totalité du produit non réclamé des bris et naufrages. — Toutefois nous devons ajouter que si les produits de la vente sont versés dans la caisse des Invalides de la marine, c'est seulement à titre de dépôt, de telle sorte qu'après le délai d'an et jour, ils pourraient toujours être réclamés par le propriétaire des objets perdus. Ce droit de réclamation n'est, il est vrai, écrit explicitement dans aucune loi; mais il nous paraît résulter de la combinaison des art. 27, 52, 63 et 67 du règlement du 17 juillet 1816; et la circulaire du 12 octobre 1835 prescrit en effet de n'opposer aucune prescription ni déchéance, à quelque époque que la réclamation ait lieu, si elle est fondée.

Si ce point était admis, il existerait, au moins en fait, une différence importante entre la situation actuelle du propriétaire dépossédé, et celle qui résultait pour lui des termes de l'ordonnance de 1681 ; mais nous devons reconnaître que cette différence n'est pas signalée par les auteurs, qui tous au contraire s'accordent à reconnaître que l'ordonnance de 1681 règle aujourd'hui encore tout ce qui concerne les épaves maritimes (Demolombe, t. XIII, n° 63, et de Folleville, n° 106).

Dans les dispositions que nous venons de citer, il n'a pas été question des droits de l'inventeur sur l'objet perdu ; examinons maintenant quels sont ses droits.

Si les objets naufragés ont été jetés par les flots sur le rivage, les sauveteurs n'ont droit qu'à un simple salaire, basé sur le prix de la journée (Ordonnance de 1681, art. 26; Commission d'enquête, 1833). Si les objets ont été sauvés en mer *et à vue de terre*, il est accordé aux sauveteurs pour leurs peines et soins, une gratification sur le produit de la vente (Règlement du 17 juillet 1816, art. 26. — Ordonnance de 1681, art. 24). Lorsqu'au contraire les objets naufragés ont été trouvés *en pleine mer*, ou tirés de son fond, le tiers en est délivré incessamment et sans frais à ceux qui les ont sauvés. Si le partage ne peut se faire en nature, les objets sauvés sont vendus (sans attendre le délai d'an et jour), et les sauveteurs reçoivent, à titre d'indemnité, le tiers brut du produit de la vente (art. 27 de l'Ord. de 1681, et 26 du Règlement du 17 juillet 1816 combinés). Le droit à l'indemnité du tiers ne dépend pas seulement des risques et périls courus par les sauveteurs, mais de ces deux circonstances réunies, que le navire ou l'objet sauvé ait *été trouvé*, et qu'il ait été trouvé *en pleine mer* (Dépêches des 8 novembre 1822, et 24 décembre 1834, — *Prises*). Il faut en outre que le navire ou les marchandises aient été amenés dans le port ou sur une plage, et mis à l'abri de tous dangers.

L'indemnité du tiers, de même que les gratifications allouées pour sauvetage sont réglées par l'administration de la marine, sauf l'approbation ministérielle (Circulaire du 4 octobre 1833, — *Prises*). Il est évident d'ailleurs, que les sauveteurs peuvent opter entre l'indemnité du tiers des objets sauvés, que les règlements leur accordent sans frais, et le montant des dépenses utiles faites pour le sauvetage et justifiées (Arrêt de la Cour de Rouen du 14 juillet 1833).

L'ordonnance de 1681, art. 28, contient une disposition spéciale pour les ancres retirées du fond de la mer, disposition qui a été déclarée applicable aux chaînes et câbles, par une circulaire du 22 avril 1831. Ces ancres, chaîne et câbles, s'ils ne sont pas réclamés par le propriétaire dans le délai de deux mois, à compter du jour où la déclaration du sauvetage a été faite, appartiennent à ceux qui les ont pêchés. Si les ancres ou câbles sont réclamés dans le délai de deux mois, les sauveteurs reçoivent, à titre d'indemnité, le tiers de la valeur de ces objets. Quant aux ancres et câbles que les capitaines et maîtres de navires ont été forcés de laisser en rade, ils sont levés au premier temps opportun par les pilotes, et conduits à bord des bâtiments auxquels ils appartiennent (Décret du 12 décembre 1806, art. 39). Il n'y a pas, dans ce cas, sauvetage proprement dit, mais simplement relèvement. Ceux qui l'ont effectué n'ont donc pas droit au tiers de l'objet ; ils ne peuvent prétendre qu'à une gratification proportionnée aux difficultés qu'a pu présenter l'opération.

Enfin nous devons remarquer qu'aux termes de l'art. 35 de l'ordonnance de 1681, les vêtements trouvés sur les corps noyés sont délivrés à ceux qui les ont tirés sur les grèves et transportés au cimetière. s'il se trouve sur le cadavre des espèces monnayées, des billets de banque, bijoux, traites ou autres objets de prix, l'administration de la marine recherche les familles des décédés pour leur remettre les objets en nature, et fait tous les actes conservatoires nécessaires (Circulaire du 7 août 1827, — *Invalides*). Si pendant un an personne ne se présente pour réclamer les objets en nature, les billets de banque sont réalisés, les monnaies étrangères et les bijoux sont vendus aux enchères publiques, le produit des réalisations est versé dans la caisse des gens de mer et y reste déposé pendant deux ans, délai fixé pour les produits de succession, sans égard au dépôt en nature ; après quoi, ces produits passent à la caisse des Invalides s'il n'y a pas de réclamation (même circulaire). Au bout du délai d'un an et un jour sans réclamation, le tiers des objets de prix et des valeurs trouvés sur le cadavre est délivré à celui qui l'a découvert, les frais de justice et d'inhumation préalablement déduits Ordonnance de 1681, art. 36).

## SECTION III.

### *Epaves des cours d'eau navigables ou flottables.*

On appelle épaves fluviales les objets qui sont trouvés dans les cours d'eau ou sur leurs rives, tels que les débris des bateaux naufragés, les objets emportés par les eaux dans une inondation, ou ceux qui sont découverts lors du curage du lit des rivières. L'édit sur les eaux et forêts d'août 1669 contient dans l'art. 16 du titre 31, qui traite de la pêche, la disposition suivante : « Ordonnons que toutes les épaves qui seront pêchées sur les fleuves et rivières navigables soient garées sur terre, et que les pêcheurs en donnent avis aux sergents et gardes-pêche, qui seront tenus d'en dresser procès-verbal et de les donner en garde à personnes solvables qui s'en chargeront, dont notre procureur prendra communication au greffe, aussitôt qu'il y aura été porté par le sergent ou garde-pêche, et en sera fait lecture à la première audience ; sur quoi, le maître ou son sergent ordonnera que si, dans un mois, les épaves ne sont demandées ni réclamées, elles seront vendues à notre profit, au plus offrant et dernier enchérisseur, et les deniers en provenant mis ès-mains de nos receveurs, sauf à les délivrer à celui qui les réclamera, un mois après la vente, s'il est ainsi ordonné en connaissance de cause. »

Ainsi, au bout d'un mois écoulé sans réclamation de la part du propriétaire, le Domaine peut faire vendre les objets trouvés ; — mais le propriétaire a, pour réclamer le prix de la vente, un nouveau délai d'un mois, à l'expiration duquel les objets appartiennent définitivement au Domaine. Quant à l'inventeur, il n'a, aux termes de l'édit, aucun droit ni aux objets eux-mêmes, ni au prix de la vente. On peut se demander, il est vrai, si l'article que nous avons cité et qui est compris dans le titre 31, relatif à la pêche, n'a pas cessé d'être en vigueur depuis la loi du 15-24 avril 1829 sur la pêche fluviale, qui, dans son article 83, déclare abrogés toutes les lois, ordonnances, édits et déclarations, arrêts du conseil, arrêtés et décrets, et tous règlements intervenus, à quelque époque que ce soit, sur les matières réglées par ladite loi, en tout ce qui concerne la pêche ; mais si l'on remarque que cette loi ne s'est nullement occupée de la question des épaves, et que les derniers mots du premier paragraphe de l'article 83 restreignent l'effet de l'abrogation à ce qui concerne la pêche, on peut conclure avec raison, que cette abrogation ne s'applique pas à la disposition contenue dans l'article 16 de l'édit de 1669.

Qu'on nous permette de relever en terminant la confusion commise par M. Duranton, tome IV, n° 321, qui indique que les épaves trouvées au milieu des fleuves et rivières, navigables ou flottables, ou que l'on a déposées sur leurs rives, sont régies par l'ordonnance de 1681 sur la marine.

## SECTION IV.

### *Épaves régies par des lois spéciales.*

Sans reproduire en détail les textes s'appliquant aux épaves, nous citerons : — 1° La loi des 6 et 22 août 1791, titre 9, sur les marchandises abandonnées dans les bureaux de douanes. Ces marchandises doivent être vendues, lorsqu'elles n'ont pas été réclamées dans l'année, et le prix de la vente, après un nouveau délai d'un an, est versé par la régie au Trésor public. — 2° La loi du 11 germinal an IV, et les ordonnances des 22 février 1829, tit. 2; — 23 janvier et 9 juin 1831, sur les effets mobiliers déposés dans les greffes et conciergeries des tribunaux, à l'occasion de procès civils ou criminels. Ces effets sont vendus lorsque les procès sont terminés, et leur prix peut être réclamé pendant trente ans. — 3° La déclaration de Louis XIV, du 20 janvier 1699, le décret du 13 août 1810 et l'ordonnance du 23 mai 1830, sur les effets, paquets, balles et ballots conservés dans les bureaux des voitures publiques. — Ces objets sont vendus aux enchères publiques lorsqu'ils n'ont pas été réclamés dans le délai de six mois à compter du jour de l'arrivée au lieu de leur destination ; le produit de la vente peut être réclamé pendant un nouveau délai de deux ans. — 4° La loi du 31 janvier 1833, qui déclare définitivement acquises à l'État, les sommes versées aux caisses des agents des postes pour être remises à destination, et dont le remboursement n'aura pas été réclamé par les ayants droit dans un délai de huit années, à partir du jour du versement des fonds.

L'exposé même que nous venons de faire, montre quelles lacunes présente notre législation sur le point qui nous occupe, et de quelle utilité serait une loi spéciale sur la matière.

Nous pouvons espérer, du reste, que cette loi, réclamée dès 1820 par le ministre des finances, sera prochainement votée. Un projet de loi ayant pour objet de déterminer le droit sur les choses perdues, a été en effet présenté à la Chambre des députés par M. Rameau, dans la séance du 29 juin 1876. Nous trouvons dans l'exposé des motifs de cette proposition, les détails statistiques suivants, qui, bien qu'ils ne se rapportent qu'à la Ville de Paris, et à l'année 1874, montrent quelle est l'importance pratique de la question.

Les objets déposés dans le cours de l'année à la Préfecture, comme trouvés sur la voie publique, se sont élevés en nombre, à 29,691, et en valeur, à 173,751 fr. — Le nombre des déclarations des pertes, faites à la préfecture de police a été de 8,007. — Les objets rapportés par les cochers de voitures de place et de remise, se sont élevés à 12,222, dont 7,553 ont pu être rendus, et les objets rapportés par les conducteurs d'omnibus et autres voitures de transport en commun, à 10,774, dont 2,153 seulement ont pu être rendus.

Analysons maintenant rapidement la proposition de loi, qui nous paraît réaliser une véritable amélioration. Après avoir constaté d'abord la persistance du droit de l'ancien propriétaire, le projet impose à l'inventeur l'obligation de déclarer et de déposer la chose trouvée, et prescrit à l'autorité locale de conserver cette chose en nature pendant trois ans, ou si la chose est susceptible de dépérissement, de se faire autoriser à la vendre, et de déposer le prix de la vente à la Caisse des dépôts et consignations pendant ce même délai de trois ans. Si le propriétaire est reconnu dans cet intervalle, la chose elle-même ou le prix de la vente lui sera remis après prélèvement d'un dixième de la valeur vénale, ou du prix de vente au profit du Domaine, à titre de frais faits pour la conservation de la chose, et d'un second dixième au profit de l'inventeur, à titre de gratification pour le service rendu.

Si dans le même délai, le propriétaire ne se représente pas, la chose conservée sera vendue aux enchères publiques, et le prix de la vente sera remis, savoir : un tiers à l'inventeur, un tiers à la commune sur le territoire de laquelle la chose aura été trouvée, s'il s'agit de la voie publique ou d'un lieu public, sinon au propriétaire de l'immeuble dans les dépendances duquel elle aura été trouvée ; enfin un tiers au domaine de l'État.

Le projet contient en outre une sanction pénale pour le cas où l'inventeur n'aurait point fait les déclarations prescrites : cet inventeur sera passible des peines de simple police prévues par l'art. 471 du Code pénal, s'il n'y a pas eu mauvaise foi, et de celles correctionnelles prévues par l'art. 401 du Code pénal, s'il y a eu mauvaise foi.

## CHAPITRE II.

### DES OBJETS VOLÉS.

Nous venons d'examiner en détail comment devaient être réglés les rapports du propriétaire de la chose perdue avec l'inventeur ; nous n'avons qu'un mot à dire sur les droits du propriétaire de la chose volée, vis-à-vis du voleur lui-même. — Le voleur est soumis à la fois à l'action publique dont l'objet est la réparation du préjudice social, et à l'action civile qui tend à la réparation du préjudice privé. De plus il est exposé à la revendication du propriétaire, qui doit pouvoir reprendre sa chose partout où il la trouve. Dans la jurisprudence romaine, ce droit de suite durait perpétuellement ; la loi des XII Tables avait en effet posé ce principe : *Rei furtivæ æterna auctoritas esto.* Notre législation n'a pas admis ce principe ; mais comme nous croyons l'avoir déjà démontré pour les objets perdus, la prescription de l'action civile, qui s'accomplit au bout de trois ans comme celle de l'action publique, ne saurait entraîner la perte pour le propriétaire de l'objet volé, de son droit de revendication, et nous pensons que ce droit doit durer trente ans.

---

## CHAPITRE III.

### DES RAPPORTS DU PROPRIÉTAIRE DÉPOSSÉDÉ AVEC LE TIERS POSSESSEUR.

Nous avons toujours supposé jusqu'à présent que le propriétaire de l'objet perdu ou volé se trouvait en présence de l'inventeur ou du voleur; il nous reste à examiner ce qui adviendra s'il se trouve au contraire en présence d'un tiers possesseur. — Si ce tiers possesseur est de mauvaise foi, il est évident qu'il ne pourra acquérir qu'au bout de trente ans la propriété irrévocable de l'objet perdu ou volé. Si au contraire il est de bonne foi, il devrait pouvoir, d'après les principes généraux, repousser l'action en revendication du propriétaire dépossédé et invoquer contre lui le principe: « en fait de meubles, possession vaut titre, » posé par l'art. 2279, § 1. Toutefois, nous voyons dans le deuxième paragraphe de ce même article, que le principe général reçoit deux exceptions, qui remontent d'ailleurs à notre ancien droit, puisque nous les trouvons indiquées dans les lois Salique et Ripuaire, et dans les Établissements de saint Louis. Ces exceptions sont ainsi formulées dans l'art. 2279, al. 2: Néanmoins celui qui a *perdu* ou auquel il a été *volé* une chose peut la revendiquer pendant trois ans, à compter du jour de la perte ou du vol, contre celui dans les mains duquel il la trouve, sauf à celui-ci son recours contre celui duquel il la tient.

Précisons la sphère d'application de la disposition que nous venons de citer. Et d'abord quant aux objets auxquels elle s'applique. Il est certain que les exceptions édictées par l'art. 2279, § 2, comprennent tous les meubles, soit corporels, soit même incorporels qui relèvent de la maxime que : « en fait de meubles la possession vaut titre ». — Quant aux circonstances qui donnent ouverture à l'application du paragraphe, il est plus difficile de les bien définir, surtout en ce qui concerne les choses volées. Notre droit admet en effet des distinctions inconnues à la jurisprudence romaine. Notre législateur s'est bien gardé de confondre le vol proprement dit avec les autres délits qui peuvent entraîner la dépossession de la chose. Toutes les fois qu'il y a eu vol proprement dit, c'est-à-dire soustraction frauduleuse de la chose d'autrui, notre alinéa est pleinement applicable, quelle que soit d'ailleurs la qualité de l'auteur du vol; mais si le propriétaire a été victime de l'un de ces délits qui ne présentent pas les caractères précis du vol, tels que l'abus de confiance, la violation du dépôt et l'escroquerie, nous ne pensons pas qu'il faille étendre à ces différentes hypothèses, la disposition de l'art. 2279, alinéa 2, et accorder au propriétaire dépouillé le droit de revendiquer sa chose pendant trois ans, même vis-à-vis des tiers acquéreurs de bonne foi.

Le délai de trois ans établi par l'art. 2279, alinéa 2, ne consacre au profit du tiers acquéreur de bonne foi de l'objet perdu ou volé, ni une prescription acquisitive, analogue à l'usucapion du droit romain, ni une prescription extinctive proprement dite, mais une simple déchéance qui peut être invoquée par tout possesseur, quelque courte qu'ait été la durée de sa possession, et qui, d'autre part, peut être opposée à toute personne, fût-elle mineure ou interdite. La position faite au tiers acquéreur par notre article est extrêmement dure, parce qu'il est obligé, malgré sa bonne foi, de restituer le meuble qu'il a acheté, sans rien recevoir en échange. Cette solution se justifie, il est vrai, si l'on remarque que le tiers acquéreur n'est pas entièrement exempt de faute, puisqu'il aura, le plus souvent, négligé de s'enquérir de la moralité de son vendeur. Toutefois, dans certains cas, l'ignorance de l'acquéreur aura dû être nécessairement invincible ; et il est par suite équitable d'apporter un tempérament au principe qui permet de le forcer à restituer sans indemnité. Aussi l'art. 2280 vient-il adoucir la rigueur des dispositions du 2ᵉ alinéa de l'art. 2279. Cette situation a, du reste, de tout temps ému le législateur ; nous trouvons en effet dans les Etablissements de saint Louis (liv. 2, ch. 17) une disposition analogue à celle de l'art. 2280 : « Et il perdra son chastel, se li marchand ne l'avait achetée à la foire de Paques, et se il l'avait achetée, il raurait son argent par la coutume d'Orlenois et serait hors de soupçons ce était hons qui eust usé et accoutumé d'acheter liex choses et qui fust de bonne renommée. »

De même Dunod déclare que la sûreté publique ne permet pas que celui qui a acheté d'un marchand qui a boutique ouverte, soit inquiété dans son achat ; sa bonne foi et la qualité de son vendeur le mettent à couvert de toute recherche. La loi des 28 septembre-6 octobre 1791 avait déjà décidé implicitement que celui qui achetait des bestiaux dans les foires et marchés, ne pouvait être contraint de subir la revendication du propriétaire, que moyennant le remboursement préalable du prix d'achat.

Cette disposition, en passant dans notre Code, s'est généralisée et élargie, et est devenue l'art. 2280 ainsi conçu : « Si le possesseur actuel de la chose volée ou perdue, l'a achetée dans une foire ou dans un marché, ou dans une vente publique, ou d'un marchand vendant des choses pareilles, le propriétaire originaire ne peut se la faire rendre qu'en remboursant au possesseur le prix qu'elle lui a coûté. » Nous ne ferons, sur cet article, que deux observations: la première, c'est que le propriétaire est tenu, dans certains cas, de rembourser, outre le prix d'achat, le montant des dépenses que le possesseur du meuble a pu faire. Nous adopterons toutefois les distinctions suivantes : d'une part il doit certainement le montant des dépenses nécessaires, et, d'autre part, il ne doit ni les dépenses voluptuaires, ni les dépenses de simple entretien. — Quant aux dépenses utiles, nous croyons que le tiers acquéreur de bonne foi peut en demander le remboursement jusqu'à concurrence de la plus-value réelle qui en est résultée. La seconde observation, c'est que dans cette expression de « marchés publics », il faut faire entrer les bourses de commerce qui, suivant la remarque de MM. Bravard et Demangeat, rendent au commerce, dans une sphère plus élevée, le même genre de service que les foires et les marchés rendent, dans une sphère inférieure, aux habitants des villes et des campagnes. Nous pensons également que celui qui achète un titre au porteur d'un changeur dans sa boutique, ou d'un agent de change en dehors de la Bourse, peut invoquer l'article 2280 et prétendre qu'il a acquis d'un marchand vendant des choses pareilles.

# DEUXIÈME PARTIE

## Des titres au porteur perdus, volés ou détruits

(Loi du 15 juin 1872)

---

### SECTION I

*Observations préliminaires.*

Toutes les considérations qui peuvent servir à établir l'utilité d'une loi spéciale sur les choses perdues ou volées, prennent une force plus grande encore lorsqu'il s'agit des titres au porteur, car, de tous les objets mobiliers, il n'en est pas qui soient soumis à des causes plus multiples de perte ou de destruction. — Pendant longtemps, les possesseurs de valeurs au porteur demandèrent vainement, en présence des incertitudes de la jurisprudence sur la matière, qu'une loi fût faite pour diminuer les conséquences désastreuses que pouvait entraîner la perte de leurs titres. Une pétition dans ce sens fut renvoyée par le Sénat aux ministres de la justice, du commerce et des finances, le 4 février 1863, à la suite d'un rapport très-développé de M. le président Bonjean. Une nouvelle pétition ayant été également renvoyée aux trois ministres compétents par un vote du Sénat, le 4 avril 1863, le gouvernement annonça, dans l'exposé de la situation de l'Empire, du 13 novembre 1863, la mise à l'étude d'un projet de loi sur cette matière. Toutefois ce ne fut qu'en 1868 que le ministre de la justice confia à une commission composée d'hommes éminemment compétents, le soin d'examiner les problèmes que soulève la perte ou la destruction des titres au porteur. Les résultats des travaux considérables de cette commission n'ont jamais été mis en lumière, par suite de la mort de M. Bonjean, qui avait été chargé de résumer les conclusions auxquelles la commission s'était arrêtée. Ce que nous savons cependant, par l'exposé même des motifs de la loi du 15 juin 1872, c'est que la commission demandait qu'on fît passer dans notre législation financière l'ingénieux système de publicité imaginé par M. Léveillé, et qui est devenu la base de la loi nouvelle. — C'est l'étude de cette loi que nous allons aborder immédiatement, sans nous arrêter aux controverses qui l'ont précédée; nous aurons, du reste, l'occasion de mentionner au cours de notre travail les solutions de la jurisprudence, antérieurement à 1872, — bien qu'elles n'aient plus aujourd'hui qu'un intérêt rétrospectif.

Le projet de loi présenté à l'Assemblée nationale par le gouvernement dans la séance du 27 juillet 1871, comprenait deux sections et une disposition additionnelle. La 1re section avait pour but de modifier les délais de la prescription des titres au porteur; la 2e traitait spécialement des titres au porteur perdus, volés ou détruits; enfin, un dernier article indiquait à quelles valeurs la loi nouvelle devait être applicable. La 1re section ne se retrouve plus dans la loi votée le 15 juin 1872 ; elle a été repoussée par la commission comme contenant une dérogation non justifiée aux principes de notre droit civil. — Aux termes de l'article unique qui composait cette 1re section, l'action en paiement des intérêts et dividendes afférents aux titres au porteur devait se prescrire par trois ans, et l'action en remboursement du capital par cinq ans à partir de l'exigibilité.

Cette disposition, qui s'appliquait à tous les titres au porteur indistinctement, et qui était déclarée opposable à tous les ayants droit, même aux incapables, dépassait absolument le but de la loi. L'exposé des motifs alléguait, il est vrai, que les titres au porteur sont, le plus souvent, des titres commerciaux, et que les prescriptions commerciales sont courtes. Mais si ces prescriptions abrégées ont leur raison d'être pour les dettes résultant de lettres de change (C. comm. 189) ou pour les responsabilités d'actionnaires (loi de 1867), dans la matière qui nous occupe elles ne se justifieraient ni par l'intérêt du débiteur, ni par celui du créancier.

Pourquoi, en effet, introduire en faveur des compagnies une prescription abrégée, alors que celles-ci, loin d'élever aucune plainte contre l'application des principes du droit commun, renoncent souvent, au contraire, à profiter des prescriptions qui leur sont acquises vis-à-vis des porteurs dont elles reconnaissent la bonne foi ? Devait-on sacrifier tous les propriétaires de titres pour venir au secours de ceux qui ont été dépossédés par quelque événement imprévu, et dont le nombre sera toujours très-restreint?

En ce qui concerne les intérêts, réduire à trois ans la prescription, c'était ne tenir aucun compte des circonstances qui peuvent expliquer l'inaction du créancier pendant ce court délai, telles qu'une absence prolongée, une maladie, l'incapacité du porteur, ou encore la difficulté qu'éprouvent quelquefois des héritiers à découvrir des titres cachés par le défunt; mais c'est surtout pour le remboursement du capital, que la réduction de la prescription de trente ans à cinq ans était difficile à justifier. Si elle pouvait, à la rigueur, être admise pour les titres à court terme, venant à échéance, elle était extrêmement dangereuse pour les valeurs à long terme, remboursables par voie de tirage au sort, parce que la publication des numéros sortis, malgré toute la bonne foi et tous les efforts des compagnies débitrices, échappe très-souvent aux intéressés. — Qu'on ne dise pas que le porteur sera nécessairement averti de l'exigibilité du titre, lorsqu'il se présentera pour toucher les intérêts; il arrive en effet assez fréquemment dans la pratique, que le paiement des coupons se continue pendant plusieurs années, alors que le titre a été appelé au remboursement. — Enfin la disposition proposée par le gouvernement présentait cette singularité d'introduire, au point de vue de la prescription, entre les titres au porteur et les titres nominatifs, une différence essentielle qui n'avait aucune raison d'être.

Par ces diverses considérations qui se trouvent énoncées dans le rapport si complet de M. Grivart, la commission fut amenée à supprimer la première section du projet; elle reconnut d'ailleurs qu'il n'était point nécessaire pour atteindre le but de la loi, de réduire d'une façon générale les délais de la prescription, et qu'il suffisait d'autoriser les propriétaires dépossédés, à recevoir dans un délai abrégé, le paiement des intérêts et du capital de leurs titres, en assurant à ce paiement des effets aussi complétement libératoires pour l'établissement débiteur, que si la prescription était accomplie; — elle restreignit donc le projet aux dispositions spéciales aux titres perdus, volés ou détruits. Ce sont ces dispositions que nous devons étudier.

Le droit qui appartient au propriétaire de titres de se faire restituer contre la dépossession qu'il a subie, est établi en ces termes par l'article 1er de la loi: « Le propriétaire de titres au porteur qui en est dépossédé par quelque événement que ce soit, peut se faire restituer contre cette perte, dans la mesure et sous les conditions déterminées par la présente loi. »

Deux ordres de mesures sont organisés pour arriver à cette restitution: d'une part, le propriétaire dépouillé doit signifier une opposition à la compagnie débitrice, afin de prévenir le paiement des intérêts ou le remboursement du capital entre les mains de celui qui détient indûment le titre; d'autre part, il doit adresser une notification au syndicat des agents de change de Paris, afin d'empêcher que le titre soit négocié, et arrive ainsi entre les mains d'un tiers porteur de bonne foi, qui pourrait se trouver en situation de paralyser, par l'exception de l'article 2280, la revendication de l'ancien propriétaire.

Examinons en détail à quelles conditions ces deux oppositions doivent satisfaire, et quels effets elles produisent.

## SECTION II

### *De l'opposition à paiement.*

#### § 1 — *De la forme de l'opposition à paiement.*

La forme de cette opposition est réglée par l'article 2 ainsi conçu :

« Le propriétaire dépossédé fera notifier par huissier à l'établissement débiteur un acte indiquant le nombre, la nature, la valeur nominale, le numéro, et s'il y a lieu, la série des titres. — Il devra aussi, autant que possible, énoncer : 1° l'époque et le lieu où il est devenu propriétaire, ainsi que le mode de son acquisition ; 2° l'époque et le lieu où il a reçu les derniers intérêts ou dividendes ; 3° les circonstances qui ont accompagné sa dépossession. Le même acte contiendra une élection de domicile dans la commune du siége de l'établissement débiteur. Cette notification emportera opposition au paiement, tant du capital que des intérêts ou dividendes échus ou à échoir. »

L'opposition doit être faite par acte d'huissier, conformément au droit commun ; elle aura ainsi date certaine, et sa notification sera authentiquement constatée.

Le projet du gouvernement n'établissait aucune distinction entre les diverses énonciations à insérer dans l'acte, toutes étaient facultatives. Au contraire dans l'art. 2, tel qu'il a été définitivement adopté, certaines de ces mentions sont considérées comme essentielles, tandis que les autres ne sont pas imposées d'une manière rigoureuse.

Le premier alinéa de l'article énumère les énonciations obligatoires, savoir : le *nombre*, la *nature*, la *valeur nominale*, le *numéro*, et s'il y a lieu, la *série* des titres ; — c'est en un mot le signalement du titre, ce qui l'individualise et le distingue de tout autre. — La loi aurait peut-être pu ajouter à cette énumération le *taux d'intérêt*, car, très-souvent, c'est là ce qui distingue entre elles les obligations émises par une même société ; mais on peut dire que cette énonciation, aussi bien, du reste, que celle de la valeur nominale, se trouve comprise dans ce mot : la nature du titre.

De toutes ces énonciations également indispensables, une seule pourra présenter une difficulté, et même une impossibilité : c'est celle des numéros portés sur les titres. Rien ne pouvant remplacer cette indication, il importe au plus haut degré, à tout propriétaire de titres, de noter les numéros de ses titres, et si l'emprunt est divisé en séries, le numéro de la série, puisque dans ce dernier cas plusieurs titres portent le même numéro.

Le deuxième alinéa de notre article énumère les énonciations facultatives, celles que l'exploit devra contenir « *autant que possible* ».

Ces énonciations, autant qu'elles peuvent être données, permettent de contrôler la sincérité des déclarations de l'opposant, soit en ce qui concerne l'origine de la propriété, au moyen des registres des agents de change, soit pour le paiement des derniers intérêts ou dividendes, à l'aide des bordereaux conservés par l'administration débitrice. Mais quelle que soit l'utilité de ces divers renseignements, comme ils ne sont pas indispensables, on ne pouvait songer à les rendre obligatoires, parce que, dans certaines hypothèses le véritable propriétaire du titre aurait été dans l'impossibilité de les fournir. Il suffit de supposer, par exemple, que l'auteur de l'opposition soit un héritier qui trouve dans les papiers du défunt les énonciations nécessaires pour former son opposition sur des titres qui ont disparu ou ont été détournés de la succession, mais qui est hors d'état de fournir tout autre renseignement.

### § 2. — *Des effets de l'opposition à paiement.*

L'opposition produit un effet immédiat, c'est d'empêcher la compagnie de payer les intérêts ou le capital ; mais c'est un faible avantage pour l'opposant que d'immobiliser ainsi sans profit direct pour lui ces intérêts ou ce capital aux mains de la compagnie ; le but qu'il poursuit, c'est d'arriver à les encaisser. Or, antérieurement à la loi du 15 juin 1872, les compagnies, pour ne pas s'exposer à payer une première fois à l'opposant, et une seconde fois à un tiers porteur qui justifierait de sa propriété, suspendaient tout paiement jusqu'à ce qu'elles fussent protégées par la prescription contre l'action du porteur.

L'opposant devait donc attendre, pour le paiement des coupons, cinq ans depuis l'échéance des intérêts; quant au remboursement du capital, la jurisprudence admettait, et en cela elle ne tenait pas compte des suspensions de prescription qui avaient pu se produire, que l'opposant pouvait demander ce remboursement trente ans après l'exigibilité du titre; mais comme cette exigibilité pouvait ne survenir que 20, 30 ou 50 ans après la perte du titre, c'était en réalité un délai de 50, 60 ou 80 ans que devait subir l'opposant. On ne peut s'empêcher de remarquer avec l'exposé des motifs, que si le propriétaire dépossédé comptait sur son portefeuille pour acquitter ses dettes, ou pour doter ses filles, il avait largement le temps de faire faillite, et ses filles de vieillir.

Nous avons vu que le projet du gouvernement, pour porter remède à cette situation, avait cru devoir purement et simplement abréger les délais de la prescription, et nous avons indiqué pour quels motifs très-fondés, selon nous, la commission a été amenée à repousser ce système. Elle y a substitué une procédure particulière, indiquée en ces termes dans l'article 3 : « Lorsqu'il se sera écoulé une année depuis l'opposition sans qu'elle ait été contredite, et que, dans cet intervalle, deux termes au moins d'intérêts ou de dividendes auront été mis en distribution, l'opposant pourra se pourvoir devant le président du tribunal civil de son domicile, afin d'obtenir l'autorisation de toucher les intérêts ou dividendes échus ou à échoir, au fur et à mesure de leur exigibilité, et même le capital des titres frappés d'opposition, dans le cas où ledit capital serait ou deviendrait exigible. »

Ainsi, l'opposition étant formée, — et il importe de la former aussitôt qu'on découvre la perte du titre, l'opposant devra attendre, avant d'agir, l'expiration d'une année; en outre comme l'opposition pourrait rester ignorée des tiers porteurs, la loi exige que pendant le délai d'une année, deux termes au moins d'intérêts ou de dividendes aient été mis en distribution, de sorte que le porteur ait été deux fois appelé à se présenter à la caisse de la compagnie débitrice. Il résulte de cette dernière prescription, que si les intérêts du titre n'étaient payables que par année, le délai pourrait se trouver porté à deux ans, et si la situation des affaires sociales ne permettait aucune distribution de devidendes ou d'intérêts, le délai ne commencerait à courir que du jour où la compagnie reprendrait ses paiements. Si ces deux conditions : expiration du délai d'une année et mise en distribution de deux termes d'intérêts se trouvent accomplies sans qu'il se soit élevé aucune contradiction de la part des tiers, le bien fondé de l'opposition acquiert une sérieuse vraisemblance; — mais quelque forte que soit la présomption en faveur de l'opposant, la loi ne lui accorde pas le droit de réclamer le paiement de ce qui lui est dû sans autre formalité; elle lui prescrit de se pourvoir auprès du président du tribunal civil du lieu de son domicile afin d'obtenir l'autorisation de toucher les intérêts ou dividendes échus, ou ceux à échoir au fur et à mesure de leur exigibilité. — Le président saisi de cette demande d'autorisation, laquelle sera formée par voie de simple requête, aura à vérifier d'abord si l'opposition est régulière; il se fera ensuite représenter un certificat de la compagnie débitrice constatant que cette opposition n'a pas été contredite; il examinera si les circonstances alléguées comme ayant amené la perte du titre sont vraisemblables; il provoquera, s'il est nécessaire, les explications personnelles de l'opposant et s'assurera que sa moralité, sa position sociale et ses antécédents permettent d'ajouter foi à ses déclarations.

En présence de l'importance de son rôle, le magistrat ne négligera certainement aucun moyen de s'éclairer; c'est pourquoi nous ne pouvons adhérer aux vives critiques dont cette intervention judiciaire a été l'objet dans le sein de la commission, et nous nous refusons à admettre cette affirmation de certains membres, que le président n'ayant devant lui aucun contradicteur de l'opposant, accordera toujours l'autorisation demandée, et que son ordonnance deviendra, par suite, un acte de pure formalité, n'ayant d'autre résultat que de grever l'opposant de frais inutiles. Remarquons d'ailleurs, avec le rapporteur, que cette intervention du magistrat se rencontrait déjà dans une matière qui a la plus grande analogie avec la nôtre; les art. 151 et 152 du Code de commerce décident qu'en cas de perte d'une lettre de change, le paiement ne pourra en être obtenu que par ordonnance du juge, et en donnant caution.

L'autorisation étant accordée, l'exercice du droit de l'opposant ne sera pas encore affranchi de toutes restrictions; pour recevoir les termes échus et s'assurer le paiement régulier des termes à échoir, il devra fournir caution, sinon il ne pourra réclamer que la consignation des sommes afférentes à ses titres. Cette situation se prolongera pendant deux années, depuis l'autorisation, c'est-à-dire pendant trois années au moins depuis l'opposition. Si pendant ce délai, aucune contradiction ne s'est élevée; si le porteur du titre ne s'est pas présenté, malgré l'interpellation périodique qui résulte de l'échéance des intérêts ou dividendes, la caution sera de plein droit déchargée, ou, s'il y a eu dépôt, les fonds déposés seront retirés de la Caisse des dépôts et consignations; dans tous les cas, le paiement des intérêts ou dividendes se poursuivra désormais sans formalités et sans garanties.

Ces divers points sont réglés en ces termes par l'art. 4 :

« Si le président accorde l'autorisation, l'opposant devra, pour toucher les intérêts ou dividendes, fournir une caution solvable dont l'engagement s'étendra au montant des annuités exigibles, et, de plus, à une valeur double de la dernière annuité échue. — Après deux ans écoulés depuis l'autorisation, sans que l'opposition ait été contredite, la caution sera de plein droit déchargée. »

La caution fournie doit être solvable; nous examinerons sous l'art. 6, comment cette solvabilité doit être appréciée.

L'engagement de la caution s'étendra, nous dit la

loi, au montant des annuités *exigibles*, — et *de plus à une valeur double de la dernière annuité échue*.

Précisons le sens de cette disposition. La caution, avons-nous vu, est de plein droit libérée au bout de deux ans; elle doit donc garantir les annuités échues au moment de l'autorisation, et en outre les deux annuités qui viendront à échéance pendant le temps où elle restera tenue; seulement, comme il n'est pas toujours possible de déterminer, au moment où est constitué le cautionnement, ou le nantissement, le montant des deux annuités à échoir, la loi les suppose égales à la dernière annuité échue, et c'est ce qu'elle exprime en disant qu'il y a lieu d'ajouter aux annuités exigibles une valeur double de la dernière annuité échue.

Si maintenant nous cherchons à fixer les limites dans lesquelles peut se trouver compris le montant de l'engagement de la caution, suivant les différentes circonstances, nous arriverons aux résultats suivants: l'opposition étant formée aussitôt après la perte des titres dont les intérêts avaient d'ailleurs été touchés régulièrement, il y aura toujours, au moment de l'autorisation, au moins une annuité exigible, puisqu'il doit s'écouler nécessairement une année entre l'opposition et l'autorisation; dans ce cas, l'engagement de la caution comprendra le montant de cette annuité, et de plus, la valeur double de cette même annuité, ce qui équivaudra en tout à trois annuités: c'est là le minimum de l'engagement de la caution.

Pour arriver à la détermination du maximum de cet engagement, prenons une espèce. — Supposons qu'au moment de la perte du titre, le dernier coupon touché fût celui du 1er janvier 1871 ; — le propriétaire dépossédé laisse écouler les années 1871, 1872, 1873 et 1874, et ne forme son opposition que le 31 décembre 1875 ; — cette opposition interrompt la prescription au profit de l'opposant, et conserve son droit pour les cinq annuités dont la dernière allait venir à échéance le 1er janvier 1876 ; l'autorisation du président étant obtenue le 31 décembre 1876, il sera dû six annuités au moment où la caution sera fournie ; en ajoutant à ces six annuités la valeur double de la dernière, on arrive à trouver que la caution garantira au maximum huit annuités.

Si nous avons donné à cette question de détail, un développement qu'elle ne paraît pas comporter à première vue, c'est d'abord parce qu'elle présente un côté pratique d'une certaine importance, particulièrement lorsque la garantie consiste en un nantissement dont la valeur doit nécessairement être déterminée au moment où on le constitue; c'est ensuite parce que le seul auteur qui ait examiné la question, M. de Folleville, dans son traité de la possession des meubles et des titres au porteur, indique sur ces divers points. des solutions qui nous paraissent absolument contraires à l'esprit et au texte de la loi.

Deux ans après l'autorisation la caution est de plein droit déchargée, à la condition, toutefois, que l'opposition n'ait pas été contredite. — La loi n'exige pas ici, comme dans l'art. 3, qu'il y ait eu pendant les deux années des distributions régulières d'intérêts ou de dividendes; les termes du rapport feraient croire, il est vrai, que cette exigence était dans la pensée du législateur, car le Rapporteur suppose toujours que les titres frappés d'opposition n'ont pas été présentés au paiement pendant les trois années, *malgré l'interpellation périodique qui résultait de l'échéance des intérêts ou dividendes.* Quoi qu'il en soit, il est évident que sans un texte formel on ne saurait ajouter une nouvelle prescription à celles édictées par la loi.

Si l'opposant ne veut ou ne peut fournir de caution, il lui sera loisible, comme nous le verrons sous l'art. 6, de donner un nantissement, et s'il ne peut fournir ni caution ni nantissement, il aura du moins le droit, pour se mettre à l'abri de l'insolvabilité de la compagnie débitrice, de réclamer la consignation des intérêts échus et de ceux à échoir; l'art. 4 (3e et 4e alinéas) ajoute en effet :

« Si l'opposant ne veut ou ne peut fournir la caution requise, il pourra, sur le vu de l'autorisation, exiger de la compagnie le dépôt à la Caisse des dépôts et consignations, des intérêts ou dividendes échus et de ceux à échoir, au fur et à mesure de leur exigibilité. Après deux ans écoulés depuis l'autorisation, sans que l'opposition ait été contredite, l'opposant pourra retirer de la Caisse des dépôts et consignations les sommes ainsi déposées, et percevoir librement les intérêts et dividendes à échoir, au fur et à mesure de leur exigibilité. »

Avant la loi de 1872, la jurisprudence admettait déjà, comme nous l'avons vu, que l'opposant pouvait exiger la consignation des intérêts échus, mais il ne pouvait retirer les sommes déposées qu'après l'expiration de la prescription quinquennale; et même après ce délai de cinq ans, il ne pouvait percevoir les intérêts venant à échéance qu'autant qu'ils étaient également restés pendant cinq ans en dépôt; tandis qu'aux termes de la loi de 1872, les intérêts déposés pourront être retirés deux ans après le dépôt, c'est-à-dire trois ans après l'opposition; et au bout de ces trois années, le paiement des intérêts ou dividendes à échoir se poursuivra sans formalités et sans garantie.

Nous arrivons maintenant à une question dont la difficulté est plus sérieuse, et qui, si elle se présente moins fréquemment dans la pratique, touche d'autre part à des intérêts plus considérables; nous avons à examiner à quelles conditions le propriétaire dépossédé de son titre pourra obtenir le paiement du capital devenu exigible. Cette exigibilité se produira, pour les titres à court terme, lorsque le temps marqué pour leur durée sera expiré, et pour les titres à long terme, lorsqu'ils auront été appelés au remboursement par la voie du tirage au sort.

Nous avons indiqué plus haut que la jurisprudence, par application de l'article 2262, autorisait l'opposant à demander le remboursement du capital trente ans après l'exigibilité; — nous avons dit également que c'était à tort qu'elle admettait que la compagnie avait échappé, à l'expiration de ce délai, à tout recours des tiers détenteurs; elle ne tenait pas compte, en effet, de cette circonstance, que ce tiers détenteur pouvait être un incapable, contre lequel la prescription n'avait pas couru. Du reste, même en admettant la solution de la jurisprudence, on était loin d'arriver à un résultat pratique, et ce résultat n'aurait pas été non plus atteint, alors même qu'on eût autorisé, comme le demandaient plusieurs auteurs, le paiement immédiat moyennant caution ou nantissement, puisque la caution n'aurait pu être libérée, ou le nantissement retiré, que trente ans après l'exigibilité du capital.

Le gouvernement avait tranché la question en réduisant à cinq années l'action en remboursement du capital des titres ; la commission a cherché, avec raison, un autre moyen de venir en aide aux propriétaires dépossédés ; elle a appliqué au remboursement du capital un système analogue à celui qu'elle avait admis pour les intérêts, sauf l'augmentation des délais. C'est ce qu'exprime l'article 5 :

« Si le capital des titres frappés d'opposition est devenu exigible, l'opposant qui aura obtenu l'autorisation ci-dessus, pourra en toucher le montant, à charge de fournir caution. Il pourra, s'il le préfère, exiger de la compagnie que le montant dudit capital soit déposé à la Caisse des dépôts et consignations.

Lorsqu'il se sera écoulé dix ans depuis l'époque d'exigibilité, et cinq ans au moins à partir de l'autorisation, sans que l'opposition ait été contredite, la caution sera déchargée, et s'il y a eu dépôt, l'opposant pourra retirer de la Caisse des dépôts et consignations la somme en faisant l'objet. »

Ainsi l'opposition ayant été formée, et l'autorisation judiciaire obtenue, conformément à l'article 3, la loi autorise le remboursement immédiat du capital, moyennant caution ; elle exige pour la décharge de cette caution la réunion de deux conditions. — Il faut en premier lieu que l'exigibilité du titre remonte à dix ans au moins, et en second lieu que l'opposant ait obtenu depuis cinq ans l'autorisation du président du tribunal. — Ces deux délais se confondront le plus souvent, car l'opposition sera généralement formée avant le moment où le titre devient exigible. Si au contraire l'autorisation n'était obtenue que dix ans après l'exigibilité du titre, les deux délais s'ajouteraient; mais comme la caution ne serait fournie qu'au moment de l'obtention de l'autorisation, la caution ne serait tenue en fait que pendant cinq ans; la durée de l'engagement de la caution variera donc de dix ans à cinq ans.

Nous ne pouvons partager l'opinion de M. de Folleville, qui conteste l'utilité de ce délai de cinq ans à dater de l'autorisation; nous croyons en effet qu'il serait dangereux d'admettre, même quand il s'est écoulé dix ans depuis l'exigibilité, que le paiement peut avoir lieu sans caution ni nantissement après l'autorisation, car si la bonne foi du juge avait été surprise, le capital du titre serait aussitôt et irrémédiablement perdu pour le véritable propriétaire, en cas d'insolvabilité de l'opposant; au contraire, dans le système de la loi, la sincérité des déclarations de l'opposant, et par suite le bien fondé de la décision du juge, seront contrôlés pendant cinq ans; après ce délai, tout concourt à démontrer, comme le dit très-bien le Rapporteur, que l'opposant est le véritable propriétaire du titre *dont il a déclaré la perte* et dont il touche les revenus *depuis plusieurs années*.

Nous avons vu que pour obtenir le paiement immédiat des intérêts ou du capital du titre perdu, l'opposant avait à fournir une caution solvable; nous devons examiner ici comment la solvabilité de cette caution doit être appréciée.

L'article 6 (1er §) répond ainsi à cette question :

« La solvabilité de la caution à fournir en vertu des dispositions des articles précédents, sera appréciée comme en matière commerciale. S'il s'élève des difficultés, il sera statué en référé par le président du tribunal du domicile de l'établissement débiteur.

Aux termes de l'article 2019 du Code civil, la solvabilité d'une caution ne s'estime qu'eu égard à ses propriétés foncières; mais cet article ajoute que la règle posée n'est pas applicable en matière de commerce. Notre article 6 a précisément pour but de nous indiquer que notre matière est assimilée en ce point à la matière commerciale. L'appréciation de la solvabilité de la caution sera donc basée, non pas seulement sur la fortune immobilière, mais aussi sur la fortune mobilière. C'est, du reste, la seule dérogation au droit commun introduite par notre loi; la caution doit donc satisfaire aux conditions requises par l'article 2018. Elle doit être capable de s'obliger, car l'établissement débiteur ne saurait être tenu d'accepter comme caution un mineur, un interdit, ou une femme mariée non autorisée, dont l'engagement serait purement illusoire; de plus la caution doit être domiciliée dans le ressort de la Cour d'appel où elle est donnée, c'est-à-dire où se trouve le siége de l'établissement débiteur, parce que les poursuites à diriger contre une caution qu'il faudrait aller chercher au loin, seraient plus dispendieuses qu'utiles.

Sur la seconde phrase de l'article 6, deux remarques sont à faire. Et d'abord la loi décide que c'est en référé que seront examinées les difficultés qui pourront s'élever sur la solvabilité de la caution ; elle a eu pour but, par là, d'éviter les frais de procédures inutiles. En second lieu c'est le président du tribunal du domicile de l'établissement débiteur qui statue sur la solvabilité de la caution, tandis que pour l'autorisation présidentielle prévue dans l'article 3, c'est le président du domicile de l'opposant qui est seul compétent. Cette double juridiction s'explique aisément. C'est le président du tribunal du domicile de l'opposant qui est le mieux placé pour apprécier la confiance que méritent ses déclarations ; mais pour la caution, on ne saurait obliger l'établissement débiteur à aller se faire représenter devant un tribunal éloigné ; on peut trouver dans cette disposition de la loi un argument à l'appui de ce que nous avons avancé plus haut, que la caution doit être domiciliée dans le ressort de la Cour d'appel du siége de l'établissement débiteur, car on ne comprendrait guère qu'un magistrat fût chargé d'apprécier la solvabilité d'une caution dont le domicile pourrait être très-éloigné.

Il se peut que l'opposant ne soit pas en situation de fournir une caution ; la loi lui permet alors dans son art. 6, 2e §, de donner une autre garantie qui présentera le plus souvent plus de commodité pour l'opposant, et plus de sécurité pour la compagnie débitrice. Ce 2ᵉ § est ainsi conçu :

« Il sera loisible à l'opposant de fournir un nantissement aux lieu et place d'une caution. Ce nantissement pourra être constitué en titres de rentes sur l'État. Il sera restitué à l'expiration des délais fixés pour la libération de la caution. »

Toutes les prescriptions de la loi relativement à l'importance du cautionnement et aux délais dans lesquels la caution sera libérée, s'appliquent jusqu'ici par analogie. Ainsi, s'il s'élève une contestation sur la valeur des titres, ou plus généralement, des objets donnés en nantissement, ce sera le président du tribunal du siége de l'établissement débiteur qui statuera en référé.

En mentionnant spécialement les rentes sur l'État, la loi n'a pas eu pour but d'exclure les autres valeurs susceptibles d'être proposées et admises en nantissement ; elle a voulu seulement prévenir le doute qui pouvait s'élever sur la question de savoir si les titres de rente qui jouissent du privilége de l'insaisissabilité, étaient de nature à être donnés en nantissement. Cette disposition de la loi n'a donc en rien un caractère limitatif. C'est du reste ce qui a été déclaré avec la plus grande netteté par le Rapporteur, lors de la discussion de la loi, en réponse à une observation faite par un membre de l'Assemblée, sur la portée du 2ᵉ § de l'art. 6.

La loi examine, dans l'art. 7, quelle serait la situation de l'opposant si le président du tribunal refusait l'autorisation de toucher les intérêts ou le capital devenus exigibles. Ce refus devrait-il paralyser d'une façon absolue l'exercice des droits de l'opposant ?

Le Rapporteur nous indique les motifs qui ont fait adopter la négative : « Peut-être les circonstances au milieu desquelles se produit l'opposition n'ont-elles pas été appréciées d'une manière complétement exacte et équitable ; peut-être le sentiment d'une responsabilité qui n'est pas partagée et qui peut paraître lourde, dans le cas surtout où des intérêts importants sont en jeu, a-t-il exercé sur l'esprit du magistrat une influence excessive. »

La loi autorise donc l'opposant à tenter une nouvelle épreuve, et à solliciter du tribunal de son domicile l'autorisation qu'il n'a pu obtenir du président. Le tribunal sera saisi par voie de requête et statuera en la chambre du conseil après avoir entendu le ministère public, et sur le rapport d'un juge commis à cet effet. Ces diverses régles résultent implicitement ou explicitement de l'art. 7 ainsi conçu :

« En cas de refus de l'autorisation dont il est parlé en l'article 3, l'opposant pourra saisir, par voie de requête, le tribunal civil de son domicile, lequel statuera après avoir entendu le ministère public. Le jugement obtenu dudit tribunal produira les effets attachés à l'ordonnance d'autorisation. »

Dans le but d'épargner des frais, la loi n'exige pas la mise en cause de l'établissement débiteur ; mais il sera nécessairement averti de la demande d'autorisation de l'opposant, puisqu'il est appelé à attester que l'opposition n'a pas été contredite; il pourra donc, s'il y a lieu, faire parvenir ses observations au tribunal.

Le jugement du tribunal est susceptible d'appel, conformément au droit commun, c'est-à-dire lorsqu'il s'agit de titres dont la valeur dépasse le taux du premier ressort ; cette valeur doit être calculée sur le capital du titre, augmenté des intérêts échus et de deux années à courir.

Il peut arriver que le propriétaire d'un titre perde, non le titre lui-même, mais des coupons d'intérêts ou de dividendes, qu'il avait détachés du titre pour en toucher le montant. Dans ce cas, le législateur a pensé qu'il importait, en raison de la valeur minime des sommes engagées, de réduire les frais autant que possible, et il a par suite affranchi l'opposant de tout recours à l'autorité judiciaire :

« Quand il s'agira de coupons au porteur détachés du titre, nous dit l'article 8, si l'opposition n'a pas été contredite, l'opposant pourra, après trois années, à compter de l'échéance et de l'opposition, réclamer le montant desdits coupons à l'établissement débiteur, sans être tenu de se pourvoir d'autorisation. »

Ainsi, l'opposant pourra, dans ce cas particulier, éviter les frais qu'entraîne l'autorisation judiciaire, et se dispenser de fournir une caution ou de constituer un nantissement; mais alors il devra, pour l'encaissement des coupons perdus, attendre un délai de trois ans à compter de l'échéance et de l'opposition; il pourra aussi, s'il le préfère, réclamer le bénéfice des articles 3 et 4, c'est-à-dire solliciter du président l'autorisation de toucher les coupons perdus, et alors il touchera ces coupons immédiatement, en fournissant une caution ou un nantissement. La loi a eu, en effet, la pensée de traiter favorablement le propriétaire de coupons perdus, mais elle n'a pu vouloir lui interdire de se placer, s'il le préfère, dans la position de celui qui a perdu le titre lui-même.

Ce que nous venons de dire de coupons isolés doit s'étendre aussi aux feuilles de coupons détachées du titre, et qui peuvent être perdues séparément, par exemple, au moment de leur renouvellement.

Remarquons, en terminant, que notre article 8 tranche définitivement la question de savoir si les compagnies peuvent être obligées de tenir compte des oppositions portant sur des coupons isolés. Nous ajouterons que nous avons quelque peine à comprendre comment la négative avait pu être admise par certains tribunaux.

La loi, après avoir ainsi tracé dans les dispositions qui précèdent, les conditions auxquelles doit se soumettre l'opposant pour obtenir le paiement de ses titres, indique dans l'article 9 quelle sera la situation du tiers porteur au préjudice duquel ce paiement aura été fait :

« Les paiements faits à l'opposant suivant les règles ci-dessus posées, libèrent l'établissement débiteur envers tout tiers porteur qui se présenterait ultérieurement. Le tiers porteur au préjudice duquel lesdits paiements auraient été faits, conserve seulement une action personnelle contre l'opposant qui aurait formé son opposition sans cause. »

Notre article se compose de deux alinéas distincts, qui règlent successivement la situation du tiers porteur vis-à-vis de la compagnie débitrice et vis-à-vis de l'opposant.

Vis-à-vis de la compagnie débitrice, l'opposant qui a rempli toutes les conditions imposées par la loi, est considéré comme investi de la possession légale de la créance, et par suite, conformément à l'article 1240 du Code civil, l'établissement débiteur qui paie entre ses mains se libère valablement. Le tiers porteur ne saurait en effet avoir aucun recours contre un débiteur qui n'a fait que payer entre les mains du créancier que la loi lui a désigné. La situation du tiers porteur vis-à-vis de l'opposant est plus difficile à régler.

Dans le projet du gouvernement, le tiers porteur ne conservait d'action que contre l'opposant qui avait formé son opposition de mauvaise foi et sans cause (dernier alinéa de l'art. 4 du projet).

La condition de la mauvaise foi a été supprimée par la commission et avec raison, selon nous. En effet, dire que l'opposition a été formée sans cause, c'est dire que les titres qui en ont été l'objet n'ont jamais été ni perdus ni volés ; dès lors le tiers porteur qui est devenu propriétaire de ces titres doit avoir un recours contre l'opposant, même de bonne foi, qui a indûment touché tous les intérêts ou le capital, parce que l'opposition sans cause doit être considérée absolument comme non avenue. Si au contraire l'opposition a une cause, c'est-à-dire si celui qui la forme a réellement été dépossédé de son titre, le tiers porteur même acquéreur de bonne foi, ne pourra se faire restituer contre les paiements qui auront été faits à l'opposant après les formalités exigées par la loi. Il nous semble toutefois que le tiers porteur que notre article a en vue, est celui qui a acheté au mépris d'une opposition à négociation ; quant au tiers porteur qui a acheté avant toute opposition à négociation, il est devenu propriétaire et pourra toujours faire reconnaitre son droit vis-à-vis de l'opposant, à moins qu'il ne se trouve encore soumis à l'action en revendication admise par le 2e alinéa de l'article 2279. — Si l'on admet la distinction que nous proposons, les critiques dirigées par M. de Folleville contre notre article cessent d'être fondées.

L'article 10 par lequel se termine la partie de la loi relative aux oppositions à paiement, règle le cas où les titres frappés d'opposition viendraient à reparaître avant que l'établissement débiteur se soit libéré.

« Si avant que la libération de l'établissement débiteur se soit accomplie, il se présente un tiers porteur des titres frappés d'opposition, ledit établissement doit provisoirement retenir ces titres contre un récépissé remis au tiers porteur; il doit de plus avertir l'opposant par lettre chargée, de la présentation des titres, en lui faisant connaître le nom et l'adresse du tiers porteur. »

Sans cette utile disposition, le tiers porteur de mauvaise foi n'aurait couru aucun risque, en essayant de toucher les intérêts ou le capital des titres perdus ou volés ; il se serait simplement retiré en apprenant l'existence de l'opposition, et se serait abstenu de toute démarche en attendant une occasion favorable pour vendre ces titres. Notre article 10 aura au contraire pour effet de rendre dangereuse toute tentative pour arriver au paiement des intérêts ou du capital des titres perdus ou volés, d'autant plus que les compagnies ne manqueront pas de se conformer aux prescriptions de la loi, car elles doivent toujours craindre que les titres continuant à circuler, la négligence d'un de leurs agents ne les amène à faire un paiement dont elles seraient responsables à l'égard de l'opposant. Elles retiendront donc les titres en annonçant leur présentation à l'opposant par lettre chargée, de façon que celui-ci ne puisse nier avoir reçu cet avertissement. Dès ce moment elles ne devront faire aucun paiement ni entre les mains de l'opposant, malgré les autorisations qu'il a obtenues, ni entre les mains du tiers porteur, malgré le titre qu'il représente ; elles n'auront qu'à attendre l'issue du procès entre les deux prétendants ; — dès ce moment aussi tous les effets de l'opposition seront suspendus, et par suite, les délais pour le paiement du capital et des intérêts, pour l'obtention d'un duplicata, ou pour la libération de la caution, cesseront de courir contre le tiers porteur.

## SECTION III.

*De l'opposition à négociation.*

Nous devons étudier maintenant la seconde partie de la loi qui a pour objet de régler les rapports du propriétaire dépossédé avec les tiers porteurs des titres perdus ou volés, ou avec les agents de change, négociateurs de ces mêmes titres. Dans la législation antérieure à 1872, il n'existait aucun moyen efficace de mettre obstacle à la circulation des titres adirés. D'une part, il était impossible de notifier une opposition individuelle à tous les agents de négociation, et, d'autre part, il paraissait injuste de rendre responsables de la négociation des titres, des intermédiaires qui n'avaient été touchés par aucune opposition. Pour porter remède à cette situation, la loi substitue à l'opposition individuelle une opposition collective au syndicat des agents de change de Paris ; mais elle prescrit en même temps pour cette opposition une publicité assez étendue, pour qu'on puisse supposer, sans exagération, qu'elle parviendra à la connaissance de tous ceux qu'elle intéresse. Les titres perdus ou volés étant ainsi signalés à tous ne circuleront plus qu'aux risques et périls des preneurs et des intermédiaires, toute transmission postérieure à la publication de l'opposition restant sans effet vis-à-vis de l'opposant. Tel est en quelques mots le système de la loi ; reprenons maintenant les détails.

L'article 11 indique d'abord dans quelle forme doit être faite l'opposition à négociation :

« L'opposant qui voudra prévenir la négociation ou la transmission des titres dont il a été dépossédé, devra notifier par exploit d'huissier, au syndicat des agents de change de Paris, une opposition renfermant les indications prescrites par l'article 2 de la présente loi. »

D'après le projet du gouvernement, l'opposant devait dénoncer par exploit d'huissier, au syndicat des agents de change, l'opposition déjà signifiée à l'établissement débiteur. Par suite, la notification de l'opposition à négociation se trouvait subordonnée à celle de l'opposition à paiement, qui devait toujours être faite la première, tandis qu'au contraire, des deux oppositions, la plus urgente sera le plus souvent l'opposition à négociation ; c'est donc avec raison que dans la rédaction définitive de la loi, les deux oppositions sont reconnues distinctes, et peuvent avoir lieu dans un ordre quelconque.

La loi nous dit que l'opposition doit renfermer les énonciations prescrites par l'article 2 ; or, nous avons vu que ces énonciations étaient, les unes obligatoires, les autres facultatives ; ce sont seulement les premières qui doivent être contenues dans l'opposition à négociation, les autres ne seraient d'aucune utilité. Il existe en outre, en ce qui concerne la mention des numéros des titres adirés, une légère différence entre les deux oppositions. Le décret réglementaire du 10 avril 1873 (article 1er) exige en effet que l'exploit signifié au syndicat des agents de change, mentionne en toutes lettres et en chiffres les numéros des titres ; cette mention en toutes lettres n'est pas exigée pour l'opposition faite aux compagnies.

Quel que soit le domicile de l'opposant, c'est au syndicat des agents de change de Paris que doit être signifié l'exploit d'opposition. Cet exploit doit contenir réquisition de faire publier les numéros des titres, et cette publication doit être faite un jour franc au plus tard, par les soins et sous la responsabilité du syndicat dans un bulletin quotidien qui porte pour titre : *Bulletin officiel des oppositions sur les titres au porteur, publié par le syndicat des agents de change de Paris.* Ce bulletin est absolument spécial et ne doit contenir ni annonce ni réclame, ni article quelconque. En tête de chaque numéro, un sommaire indique l'ordre des valeurs contenues dans le texte ; — les numéros d'une même valeur sont inscrits à la suite les uns des autres, par ordre augmentatif et en chiffres. Le Bulletin comprend deux grandes catégories de valeurs : — les valeurs françaises, — les valeurs étrangères. Les premières se subdivisent en emprunts de villes et de départements, et en actions et obligations des diverses compagnies financières et industrielles ; de même les valeurs étrangères comprennent les fonds d'État et de ville, et ensuite les valeurs diverses. Le prix de l'insertion est de 0 fr. 50 par numéro de valeur et par an. Cette rétribution annuelle devant être payée d'avance, l'opposant ne doit pas manquer d'en envoyer le montant avec la notification de l'opposition ; sans quoi cette notification ne serait pas reçue ; de même, à l'expiration de l'année, il devra renouveler le paiement exigé, sous peine de voir cesser la publication. En cas de mainlevée de l'opposition avant l'échéance de l'année, le prix payé sera acquis au syndicat. La justification de cette mainlevée, qui met fin à la publication des numéros frappés d'opposition, ne peut être reçue que dans l'une des trois formes suivantes : 1° un acte notarié; 2° la remise de l'original de l'opposition ou de notification au syndicat, avec mention de la mainlevée, ladite mention légalisée, soit par un agent de change près la Bourse de Paris, soit par le président du tribunal civil, par le préfet ou le juge de paix du domicile de l'opposant; 3° la signification d'une décision judiciaire devenue définitive. Néanmoins lorsqu'il s'agit d'une mainlevée partielle, l'opposant pourra arrêter la publication partielle de son opposition par un simple acte extrajudiciaire, mais à la condition de représenter au syndicat l'original de l'opposition à restreindre, ou de sa notification, et d'inscrire sur ledit original, qui continuera de rester entre ses mains, mention de la mainlevée partielle par lui consentie.

Le prix de l'abonnement au Bulletin est de 70 fr. par an, le prix du numéro de 0,50 cent. Le syndicat est tenu de donner à tout requérant communication gratuite, sans déplacement, des numéros du bulletin dont le tirage est épuisé. De plus, l'opposant et les tiers porteurs successifs du titre frappé d'opposition, ou leurs ayants cause, pourront obtenir du syndicat une copie certifiée, ou un extrait des actes d'opposition ou de mainlevée les intéressant, moyennant un droit de 1 fr. en sus du timbre. Enfin, toute personne pourra obtenir moyennant un droit de 0,50 l'indication du nom et du domicile de l'opposant, ainsi que de la date de l'opposition.

Ce système de publications réalise d'importantes améliorations et présente des avantages qui ne sauraient être contestés. D'une part, il protége plus efficacement que les lois antérieures, les propriétaires de titres, car leur action en revendication cesse d'être limitée strictement aux seuls cas de perte et de vol, n'est plus prescriptible par trois ans, et n'est jamais subordonnée au remboursement du prix d'achat; d'autre part, il permet à chaque intéressé de s'assurer aisément si les titres qui lui sont présentés peuvent être achetés ou reçus en garantie, et, sans détruire la mobilité des valeurs au porteur, il met obstacle à la vente des titres viciés par la perte ou le vol, et décourage ainsi l'industrie des voleurs de titres en fermant ses débouchés. C'est donc avec raison qu'il obtint successivement l'approbation de la commission ministérielle de 1868, et de la commission parlementaire de 1872. Il souleva cependant dans le sein de cette dernière commission un certain nombre d'objections, que la pratique n'a pas jusqu'ici justifiées.

D'abord le Rapporteur lui-même laisse percer la crainte qu'il ne vienne se heurter à des difficultés matérielles trop considérables; or, après trois années d'existence, le Bulletin comprend, il est vrai, 16 pages de texte, dont 12 consacrées aux valeurs françaises; mais il suffit de jeter un coup d'œil sur un des numéros pour reconnaître que grâce à la méthode de classement employée, il est facile à toute personne de se renseigner sur les titres qu'on lui présente.

On se préoccupait en second lieu des frais considérables qu'entraînerait pour l'opposant une insertion permanente, destinée à se continuer pendant plusieurs années, et on se demandait s'ils n'absorberaient pas souvent la valeur des titres perdus. Cette crainte ne s'est pas réalisée; le tarif de la rétribution annuelle a pu être fixé assez bas pour que la publication de l'opposition, quelle qu'en soit la durée, ne grève pas trop lourdement l'opposant; le prix de l'insertion étant, comme nous l'avons vu, de 0,50 par numéro et par an, et le maximum de durée de la publication étant de 21 ans, la somme totale à payer par l'opposant, ne dépassera pas 10 fr. 50 par titre; or, cette dépense n'a certainement rien d'exagéré alors surtout qu'elle se répartit sur une période de 21 ans.

Enfin, en troisième lieu, on craignait que l'obligation de consulter le Bulletin préalablement à toute transaction ne créât une entrave sérieuse au commerce des titres au porteur, et ne restreignît cette facilité de transmission qui est une de leurs propriétés essentielles; mais la vérification à faire est simple et facile, non-seulement pour les agents de change, mais même pour les particuliers qui pourront exiger du vendeur avant la remise des fonds, la représentation du Bulletin constatant que les titres qu'ils vont recevoir ne sont pas placés en dehors de la libre circulation.

Nous avons vu sous quelles formes et dans quelles conditions l'opposition doit être publiée; étudions maintenant les effets de cette publication.

7

Aux termes de l'art. 12, toute négociation ou transmission postérieure au jour où le Bulletin est parvenu ou aurait pu parvenir par la voie de la poste dans le lieu où elle a été faite, sera sans effet vis-à-vis de l'opposant. A l'inverse, l'art. 14 déclare qu'à l'égard des négociations ou transmissions de titres antérieures à la publication de l'opposition, il n'est pas dérogé aux dispositions des art. 2279 et 2280 du Code civil. En précisant la différence entre les situations prévues par ces deux articles, nous aurons par cela même indiqué les effets de la publication :

| *La transmission du titre est antérieure à la publication de l'opposition.* | *La transmission du titre est postérieure à la publication de l'opposition.* |
| --- | --- |
| 1° La revendication du propriétaire est limitée aux seuls cas de perte et de vol. (C'est du moins l'opinion qui prévaut dans la jurisprudence et dans la doctrine.) | 1° La revendication s'exerce, quel que soit l'événement qui ait entraîné la dépossession. (Art. 1er de la loi du 15 juin 1872.) |
| 2° L'action en revendication dure trois ans à compter du jour de la perte ou du vol. | 2° L'action en revendication dure jusqu'au jour où le titre primitif est frappé de déchéance par la délivrance d'un duplicata. |
| 3° Le propriétaire dépossédé ne pourra se faire rendre les titres perdus ou volés, qu'en remboursant le prix qu'ils ont coûté, lorsqu'ils ont été achetés à la Bourse ou d'un marchand vendant des choses pareilles. | 3° Le propriétaire n'aura pas à rembourser le prix d'acquisition des titres, alors même qu'ils auraient été achetés à la Bourse, ou d'un marchand vendant des choses pareilles. |

La publication de l'opposition a donc pour effet de sauvegarder très-efficacement les intérêts du propriétaire dépossédé ; on ne saurait dire, d'autre part, que ceux du tiers acquéreur sont sacrifiés, car dès l'instant qu'il a acheté depuis la publication de l'opposition, il a connu ou dû connaître cette opposition, et par suite, il est coupable ou de mauvaise foi ou de négligence.

Le tiers acquéreur aura, du reste, aux termes du même article 12, un recours contre son vendeur ; si donc celui-ci a acquis le titre antérieurement à la publication de l'opposition, le tiers porteur pourra, en l'appelant en garantie, se soustraire aux effets de cette publication. Bien plus le tiers porteur sera même fondé à exercer directement tous les droits de son cédant ; la loi ne contient pas, il est vrai, de disposition formelle sur ce point, mais le Rapport de M. Grivart est très-explicite, et les règles du droit commun suffiraient du reste pour faire admettre une solution qui a l'avantage d'éviter les frais d'appel en garantie et les circuits d'action sans intérêt pour le revendiquant. Il résulte de cette dernière observation que les cas d'application de l'article 12 seront bien plus restreints qu'on ne le croirait tout d'abord ; il faut en effet, pour que notre article s'applique, non-seulement que le propriétaire se trouve en face d'un tiers porteur qui a acheté postérieurement à la publication de l'opposition, mais encore que le titre n'ait pas passé, avant cette publication, dans les mains d'un tiers de bonne foi.

## SECTION IV.

### *De la responsabilité des négociateurs des titres perdus ou volés.*

Nous allons examiner maintenant quels sont les cas où la responsabilité des intermédiaires peut être engagée par la négociation des titres au porteur perdus ou volés.

### § 1. — *De la responsabilité des agents de change.*

Antérieurement à la loi de 1872, deux sortes de responsabilité étaient invoquées contre les agents de change : la responsabilité professionnelle, c'est-à-dire celle qui résultait de la violation de quelque règlement particulier à leur profession, et la responsabilité de droit commun, qui prenait sa source dans la faute ou l'imprudence qu'ils avaient commise.

En ce qui concerne la responsabilité professionnelle, une dissidence s'était élevée entre la Cour d'appel de Paris et la Cour de cassation ; c'était avec raison, selon nous, que la Cour suprême, dans son arrêt du 21 novembre 1848, avait déclaré que si l'arrêt du 27 prairial an X (art. 14, 15 et 16) prescrit à l'agent de change de certifier l'identité des personnes pour lesquelles il opère, cette obligation ne lui est imposée qu'à l'égard des valeurs nominatives, et que les effets au porteur, par leur nature même, ne comportent par l'application d'une pareille obligation. On pouvait invoquer à l'appui de cette solution l'article 10 du même arrêté du 27 prairial an X, qui dispose que les agents de change devront garder le secret le plus inviolable aux personnes qui les auront chargés de négociations, à moins que les parties ne consentent à être nommées, ou que la nature des opérations ne l'exige; — et, en outre, les termes de l'ordonnance du 29 avril 1831, qui a autorisé les propriétaires de rentes nominatives sur l'État à en réclamer la conversion en rentes au porteur, précisément pour que la négociation de ces rentes fût affranchie des formes qu'entraînent les justifications d'individualité et de propriété exigées par le trésor public pour chaque transfert de rentes nominatives.

Quant à la responsabilité de droit commun, elle était fondée, suivant les cas, tantôt sur les articles 1382 et 1383, tantôt sur les articles 1991 et 1992 du Code civil. — En effet, vis-à-vis de l'opposant, l'agent de change était exposé à l'application du texte si large des deux premiers articles cités ; et vis-à-vis du tiers porteur qui a acheté par son entremise, il était tenu de toutes les garanties que le droit commun impose aux mandataires envers leurs mandants, et sa responsabilité, à ce point de vue, était d'autant plus rigoureuse, que son mandat est salarié. — Dans la pratique, l'appréciation des fautes que l'agent avait pu commettre était nécessairement basée sur les circonstances particulières de la cause ; et les solutions de la jurisprudence variant d'une espèce à l'autre, il arrivait que l'agent de change était placé sous le coup d'une responsabilité mal définie, et pour ainsi dire discrétionnaire, qui rendait son ministère fort périlleux. Le propriétaire dépossédé pouvait d'ailleurs, pour engager plus fortement la responsabilité des agents de change, avoir recours à une notification sous les deux formes suivantes :

Il pouvait former une opposition unique au syndicat des agents de change. Cette opposition étant consignée par les soins du syndicat sur un registre tenu au secrétariat, tout agent de change pouvait la connaître ; — mais il était difficile d'exiger que l'agent de change, avant chaque opération, se transportât au bureau du syndicat pour vérifier s'il existait ou non une opposition, et la jurisprudence avait été amenée à admettre que l'agent qui ne consultait pas le registre ne commettait pas une faute entraînant à elle seule sa responsabilité, et qu'il y avait lieu d'examiner l'ensemble des circonstances (C. de Paris, 8 avril 1859). En fait, comme aucun règlement n'imposait au syndicat l'obligation de consigner sur un registre les oppositions qu'il recevait, le registre avait cessé d'être tenu depuis plusieurs années, et le syndicat répondait même aux oppositions qui lui étaient notifiées, par des contre-significations où il déclarait qu'il n'entendait pas se charger de transmettre aux agents les oppositions qui lui étaient remises. Du reste, la négligence à consulter le registre des oppositions constituant seulement un des éléments de la responsabilité des agents de change, la suppression de ce registre ne les affranchissait pas des obligations de prudence qui dérivent de la nature de leurs fonctions, et des règles du droit commun ; mais on retombait alors nécessairement dans une appréciation arbitraire des circonstances.

Le propriétaire dépossédé pouvait aussi signifier son opposition individuellement à tous les agents de change. Si l'opposition avait été régulièrement formée par acte d'huissier, l'agent de change qui s'était chargé de la négociation après avoir reçu l'opposition, devait nécessairement être déclaré responsable ; un arrêt de la Cour de Paris du 25 janvier 1868 constate en effet que c'étaient les agents de change eux-mêmes qui avaient indiqué la signification individuelle de la perte ou du vol, comme le moyen unique de leur imposer l'obligation de surveiller les ventes par eux opérées. Toutefois il est impossible de ne pas remarquer que ce moyen était extrêmement coûteux, et ne pouvait, par suite, s'appliquer qu'à des titres d'une valeur importante ; et du reste, même à ce prix, on ne pouvait guère obtenir une sécurité complète, car si les notifications avaient été limitées aux agents de change de Paris, les titres pouvaient toujours être vendus ailleurs qu'à la Bourse de Paris, et, dans tous les cas, celui qui les achetait du premier changeur venu, pouvait toujours soutenir qu'il les tenait d'un marchand vendant des choses pareilles. Si, au contraire, pour éviter les frais d'une opposition régulière, le propriétaire dépossédé avait eu seulement recours à l'envoi d'une lettre ou d'une circulaire, la notification faite sous cette forme ne pouvait engager la responsabilité de l'agent de change au même titre qu'une signification par huissier ; elle constituait tout au plus un des éléments de la cause servant à établir l'imprudence de l'agent.

La loi de 1872 est venue améliorer la position des agents de change, et leur rendre la sécurité qu'ils avaient perdue, par suite des responsabilités assez mal définies que la jurisprudence tendait à faire peser sur eux. — Nous avons vu qu'aux termes de l'art. 11, l'opposition pouvait être collective, à la condition de recevoir une publicité étendue et permanente ; le deuxième alinéa de l'art. 12 déclare qu'en dehors des cas de mauvaise foi, les agents de change ne seront responsables des négociations faites par leur entremise, qu'autant que les oppositions leur auront été signifiées personnellement, ou qu'elles auront été signifiées dans le Bulletin par les soins du syndicat. Si donc l'agent de change a vendu des titres frappés d'une opposition insérée au Bulletin, il est responsable de la faute lourde qu'il a commise ; il est au contraire affranchi de tout recours lorsque les titres vendus n'étaient pas portés au Bulletin des oppositions. Rien de plus précis que cette règle. Il faut toutefois ajouter que, même à défaut de publication, si l'agent de change prête son concours à la négociation de titres dont il connaît les vices, il sera soumis à la responsabilité qu'entraînent les actes à la fois dommageables et illicites.

La loi ayant ainsi réglé les conditions du recours contre les agents de change, négociateurs de titres perdus ou volés, assure l'exercice de ce recours en exigeant que les numéros des titres achetés ou vendus soient inscrits sur leurs livres : elle ajoute en outre que ces numéros doivent être également mentionnés sur les bordereaux d'achat, et le décret du 10 avril 1873 fixe à 0.05 par titre le taux de la rémunération allouée aux agents de change pour cette inscription de numéros. Ces indications sont fort utiles, non-seulement au point de vue de l'exercice de l'action en recours, mais encore en cas de revendication des titres, pour établir leur provenance et la date de leur acquisition ; malheureusement la loi n'a pas indiqué de sanction pour le cas où ses prescriptions ne seraient pas observées, et dans la pratique, les bordereaux délivrés par les agents de change se bornent le plus souvent à constater les résultats de l'opération, sans contenir aucune mention des numéros des titres livrés. Les acheteurs agiraient sagement en insistant pour obtenir cette mention et en refusant au besoin de recevoir des mains de l'agent de change, les titres faisant l'objet de leur acquisition, s'ils ne sont pas accompagnés d'un bordereau conforme aux prescriptions de la loi.

### § 2. — *De la responsabilité des changeurs.*

Il résulte du texte même de l'art. 12 que les prescriptions qu'il contient ne sont applicables qu'aux agents de change : la loi du 15 juin 1872 n'a donc apporté aucune modification aux règles générales de responsabilité admises précédemment en ce qui concerne les changeurs ; ce sont ces règles que nous nous proposons d'examiner maintenant.

Les changeurs sont, comme les agents de change, soumis d'une part à des obligations spéciales ou professionnelles, et, d'autre part, aux obligations de droit commun. Le décret des 21-27 mai 1791 relatif à l'organisation des monnaies, à la surveillance et à la vérification du travail de la fabrication des espèces d'or ou d'argent, prescrit aux changeurs de porter sur un double registre tous les articles de leurs recettes, et les noms des propriétaires des espèces et matières (art. 5) ; en outre, aux termes de la loi du 19 brumaire an VI, relative à la surveillance du titre, et à la perception des droits de garantie des matières et ouvrages d'or et d'argent, les marchands d'or et d'argent sont tenus d'avoir un registre coté et paraphé par l'administration municipale, sur lequel ils doivent inscrire la nature, le nombre, le poids et le titre des matières et ouvrages d'or et d'argent qu'ils achètent ou vendent, avec le nom et la demeure de ceux de qui ils les auront achetés (art. 74) ; en outre, ils ne peuvent acheter que de personnes connues ou ayant des répondants à eux connus (art. 75). La simple lecture des textes que nous venons de citer montre qu'ils ne visent que les achats et ventes de matières métalliques. La fonction des changeurs est, en effet, non pas de vendre et d'acheter des titres, mais de faire des opérations de change sur les monnaies ou sur d'autres valeurs ; si, dans la pratique, ils ont agrandi le cercle de leurs opérations, il est certain que cette extension est illégale, et que les agents de change pourraient s'opposer à cette immixtion dans des fonctions qui leur sont exclusivement réservées (art. 76 du Code de commerce). Quoi qu'il en soit, la seule question que nous ayons à examiner est celle de savoir si, lorsque les changeurs procèdent à la négociation de valeurs au porteur, ils doivent être soumis aux prescriptions que nous venons de rappeler. Nous pensons qu'il faut adopter la négative et reconnaître, avec la Cour de Rouen (arrêt du 12 mars 1813, rendu en audience solennelle, après un renvoi de cassation), que si, en dehors des opérations de change sur les matières d'or et d'argent, les changeurs se livrent à un négoce sur des marchandises d'une nature particulière, ils l'exercent en toute liberté, n'ayant pour ce commerce d'autres obligations que celles qui résultent, pour tous les commerçants, de la loi générale. On ne peut donc invoquer contre eux, pour la négociation des titres au porteur, que la responsabilité de droit commun, responsabilité qui est, du reste, engagée dans des cas extrêmement multiples, et peut résulter, non-seulement de leur faute lourde, mais même de leur simple négligence ou de leur imprudence. Les tribunaux ont, sur ce point, un pouvoir discrétionnaire, et se montrent, en général, fort enclins à la sévérité.

Nous avons déjà indiqué, en étudiant l'art. 2280, que les Bourses de commerce rentraient dans la catégorie des marchés publics. Une question plus délicate est celle de savoir si le comptoir d'un changeur peut, pour la négociation des effets au porteur, être considéré également comme constituant un marché public. Nous admettons sans hésiter la négative, et la jurisprudence est aujourd'hui constante dans ce sens. Nous croyons au contraire qu'il faut dire que celui qui achète un titre d'un changeur, dans sa boutique, peut prétendre qu'il a acquis d'un marchand vendant des choses pareilles. De même, si le tiers acquéreur a acheté directement d'un agent de change, même en dehors de la Bourse, il ne pourra être tenu de restituer qu'après avoir reçu le remboursement de son prix ; l'agent de change est en effet formellement chargé, par l'art. 76 du Code de commerce, de faire pour le compte d'autrui, les négociations de tous papiers commerçables.

## SECTION V

### *De la délivrance de duplicata.*

Les dispositions contenues dans les articles que nous venons d'étudier permettent au propriétaire dépossédé d'obtenir, dans un délai relativement restreint, le paiement du capital des titres perdus ou volés ; mais ces titres étant le plus souvent remboursables à long terme, le capital n'en deviendra exigible qu'au moment où ils seront appelés au remboursement par le tirage au sort, et en attendant, le propriétaire sera dans l'impossibilité de les négocier. S'il est pressé par des besoins d'argent, ou s'il trouve un placement plus avantageux, la conservation de sa créance contre la compagnie débitrice sera, il est vrai, assurée, mais cette créance sera devenue indisponible entre ses mains. Le remède à cette situation, c'est la délivrance d'un duplicata qui vienne remplacer le titre perdu.

Avant la loi de 1872, les compagnies se refusaient presque toujours à cette délivrance, et la jurisprudence, après bien des incertitudes, tendait à se fixer dans ce sens que les compagnies ne pouvaient en effet être tenues de donner des duplicatas. — Sur ce point encore, la loi nouvelle améliore la condition du propriétaire dépossédé, en lui donnant le moyen d'obtenir un titre nouveau qui sera subrogé à l'ancien. Voici en quels termes la loi, dans son article 15, a réglé ce point particulier :

« Lorsqu'il se sera écoulé dix ans depuis l'autorisation obtenue par l'opposant, conformément à l'article 3, et que pendant le même laps de temps, l'opposition aura été publiée sans que personne se soit présenté pour recevoir les intérêts ou dividendes, l'opposant pourra exiger de l'établissement débiteur, qu'il lui soit remis un titre semblable et subrogé au premier. Ce titre devra porter le même numéro que le titre originaire, avec la mention qu'il est délivré par duplicata.

» Le titre délivré en duplicata conférera les mêmes droits que le titre primitif et sera négociable dans les mêmes conditions. Le temps pendant lequel l'établissement n'aurait pas mis en distribution de dividendes ou d'intérêts ne sera pas compté dans le délai cidessus.

» Dans le cas du présent article, le titre primitif sera frappé de déchéance, et le tiers porteur qui le présentera après la remise des nouveaux titres à l'opposant, n'aura qu'une action personnelle contre celui-ci, au cas où l'opposition aurait été faite sans droit.

» L'opposant qui réclamera de l'établissement un duplicata paiera les frais qu'il occasionnera. Il devra de plus, garantir par un dépôt ou par une caution, que le numéro du titre frappé de déchéance, sera publié pendant dix ans, avec une mention spéciale au Bulletin quotidien. »

Reprenons les diverses dispositions de notre article : Nous savons que le premier soin du propriétaire dépossédé doit être de notifier deux oppositions : l'une à l'établissement débiteur, l'autre au syndicat des agents de change, et que ce n'est qu'un an après l'opposition à paiement qu'il pourra demander au président du tribunal l'autorisation de toucher les intérêts et le capital de son titre. Cette autorisation obtenue, il devra attendre dix ans encore avant de se pourvoir en délivrance d'un nouveau titre. Pendant ces dix années, l'opposition sera publiée dans le *Bulletin officiel*, et la déchéance qui menace l'ancien titre sera ainsi portée à la connaissance de tous. Nous devons ajouter que dans ce délai de dix ans, ne seront pas comptées les années pendant lesquelles il n'y a pas eu de distribution de dividendes ou d'intérêts, de telle sorte que le tiers porteur soit interpellé par dix échéances d'intérêts, ou plutôt par vingt échéances, puisque les intérêts sont généralement payables par semestres. — Enfin la loi fait plus encore, elle craint que le titre frappé de déchéance ne vienne à reparaître sur le marché après ce délai de dix ans, et ne soit vendu à un tiers de bonne foi, comme s'il avait conservé sa valeur ; en vue de ce danger elle exige que la publication au *Bulletin quotidien* soit continuée pendant une seconde période de dix ans, avec la mention spéciale que le titre ancien est frappé de déchéance; et pour assurer cette publication, elle oblige l'opposant à en garantir le paiement par un dépôt ou par une caution. — On ne pouvait, croyons-nous, faire plus pour la sauvegarde des droits des tiers; prolonger la publication au delà de ces délais, qui forment un total de 21 ans, c'eût été, d'une part, grever l'opposant de frais considérables, et d'autre part, rendre matériellement impossible la tenue du Bulletin. — Au reste, après ces 21 ans, la représentation de l'ancien titre devient absolument invraisemblable; et en admettant même que le voleur ou l'inventeur ait eu la patience de le conserver caché pendant un si long délai, il ne pourra le présenter sur le marché que démuni de coupons échus depuis plus ou moins longtemps, c'est-à-dire, dans un état matériel qui le signalera à la défiance des tiers. Dans tous les cas, les compagnies devaient obtenir une sécurité complète, et être certaines que la délivrance du duplicata n'entraînerait pour elles aucun risque. L'article y pourvoit en décidant que le titre ancien sera frappé de déchéance à partir de la délivrance du titre nouveau, qui seul sera valable, et seul donnera droit au paiement des coupons et du capital. — Le duplicata devait, d'après le projet du gouvernement, porter avec la date de son émission spéciale, un numéro à la suite des émissions déjà faites par l'établissement débiteur; cette disposition ne pouvait être adoptée, d'abord parce qu'elle eût abouti à une impossibilité lorsque le titre eût fait partie d'un emprunt d'un chiffre déterminé, et dans tous les cas, parce que le titre nouveau n'eût pas été absolument équivalent au titre ancien, puisqu'il n'eût pas eu exactement les mêmes chances d'amortissement ou de lots. — Aussi, sur les observations des compagnies, le projet a été modifié sur ce point, et nous voyons à la fin du premier alinéa de l'art. 15, que le nouveau titre devra porter le même numéro que le titre originaire, avec la mention qu'il est délivré par duplicata.

L'article 15 a donné lieu, lors de la discussion de la loi devant l'Assemblée nationale, à la présentation d'un amendement proposé par M. de Marcère, et qui était ainsi conçu :

« Dans le cas où le propriétaire de valeurs mobilières fournirait la preuve que ses titres ont péril dans un sinistre, il peut toujours réclamer de la compagnie ou de l'établissement débiteur, un titre nouveau en duplicata. S'il y a contestation, les tribunaux peuvent ordonner la délivrance du nouveau titre. »

A la suite d'un échange d'explications entre M. de Marcère et M. Grivart, rapporteur de la loi, l'amendement fut retiré, et l'art. 15 voté sans modification. Malgré ces explications, la question que l'amendement avait pour but de régler, est aujourd'hui encore résolue différemment par les commentateurs de la loi. Voici quelle est, à notre avis, la solution qui résulte de la discussion : Quand les juges auront acquis la conviction bien arrêtée, que les titres ont été détruits, ils pourront enjoindre à l'établissement débiteur de délivrer immédiatement et sans condition de nouveaux titres en duplicata. — Si les juges ont cru à tort à la destruction du titre, il n'en sera pas moins impossible de critiquer les paiements faits au porteur du duplicata par l'établissement débiteur qui sera protégé par l'article 1240 ; nous croyons même qu'il faut aller jusqu'à dire que le titre primitif étant frappé de déchéance, celui qui le représenterait ne pourrait revendiquer le duplicata, même en prouvant la légitimité de sa propriété, et qu'il n'aurait aucune action en répétition de l'indû contre le porteur de bonne foi du duplicata qui aurait touché les intérêts ou dividendes; cette solution qui, à la vérité, est contraire au droit commun, nous paraît résulter de cette déclaration faite par le rapporteur et acceptée par l'Assemblée « que le duplicata aura, même dans ce cas, tous les avantages que possédait le titre primitif vis-à-vis de la compagnie, soit au point de vue du paiement, soit au point de vue de la négociabilité. »

## SECTION VI.

### *Des titres au porteur auxquels la loi est ou n'est pas applicable.*

Nous venons d'exposer en détail les diverses dispositions de la loi du 15 juin 1872; il ne nous reste maintenant qu'à examiner à quels titres au porteur cette loi est applicable. Nous trouvons la réponse à notre question dans l'article 16 ainsi conçu :

« Les dispositions de la présente loi sont applicables aux titres au porteur émis par les départements, les communes et les établissements publics ; mais elles ne sont pas applicables aux billets de la Banque de

France, ni aux billets de même nature émis par les établissements légalement autorisés, ni aux rentes et aux titres émis par l'État, lesquels continueront à être régis par les lois, décrets et règlements en vigueur.

« Toutefois les cautionnements exigés par l'administration des finances, pour la délivrance des duplicatas des titres perdus, volés ou détruits, seront restitués, si, dans les vingt ans qui auront suivi, il n'a été formé aucune demande de la part des tiers porteurs, soit pour les arrérages, soit pour le capital. Le Trésor sera libéré envers le porteur des titres primitifs, sauf l'action personnelle de celui-ci contre la personne qui aura obtenu le duplicata. »

Il résulte tout d'abord de cet article que la loi est générale ; elle s'applique en effet, non-seulement aux titres émis par les sociétés financières, industrielles ou commerciales, mais aussi à ceux émis par les départements, les communes et les établissements publics ; le législateur a cru devoir indiquer formellement cette extension, dans la crainte sans doute que l'emploi exclusif dans les articles précédents, des expressions ; « l'établissement débiteur, les compagnies », ne permît de soutenir que les titres émis par les départements, les communes ou les établissements publics, ne rentraient pas dans la loi.

Nous ne trouvons que deux natures de titres qui soient exceptées de l'application des dispositions nouvelles ; ce sont : les billets de banque et les titres au porteur émis par l'Etat.

## § 1er. — *Des billets de banque.*

La disposition textuelle de l'art. 16, c'est que la loi n'est pas applicable aux billets de la Banque de France, ni aux billets de même nature émis par les établissements légalement autorisés. La banque d'Algérie est actuellement le seul établissement qui émette des billets de même nature que ceux de la Banque de France. Il est vrai qu'en 1871, au milieu des difficultés monétaires qui succédèrent au paiement de l'indemnité de guerre, certains établissements furent autorisés à émettre des coupures au porteur, analogues aux billets de banque; mais ces coupures, qui auraient dû être certainement exceptées des dispositions de la loi de 1872, ont disparu depuis longtemps.

Si nous supposons d'abord la perte ou le vol d'un billet de banque, il est bien évident que le propriétaire dépossédé ne peut empêcher la Banque de payer le billet, soit à l'inventeur, soit au voleur, soit à un tiers porteur quelconque. « Les billets de banque, dit avec raison le Rapport, ne sont pas des valeurs de placement, ce sont des valeurs de circulation. Il remplissent l'office de monnaie, et pour qu'ils soient propres à une telle fonction, il faut qu'ils puissent se transmettre de main en main sans formalités, sans perte de temps, sans autre vérification que celle de leur forme matérielle. »

Le cas de destruction partielle ne peut donner lieu qu'à une question de fait; les tribunaux auront en effet à apprécier si les fragments représentés permettent de reconstituer le billet de manière que son identité ne soit pas douteuse, et si, d'autre part, la Banque ne peut pas être exposée à payer une seconde fois, sur la présentation des fragments prétendus détruits.

Quant à la destruction totale du billet, elle laissera généralement sans recours le propriétaire dépossédé; nous croyons cependant que la perte du titre, quel qu'il soit, ne peut jamais constituer un mode légal d'extinction d'une dette ; si donc, par impossible, le réclamant était en mesure d'établir qu'il était propriétaire de tel billet déterminé, et que ce billet a été détruit en sa possession, par cas fortuit ou par force majeure, il devrait être admis à demander à la Banque le remboursement de ce billet; mais nous devons reconnaître en même temps que la question est plutôt théorique que pratique, parce que les conditions nécessaires pour que le recours du propriétaire soit admis, ne se trouveront presque jamais réunies. (Voir cependant sur ce point un jugement du Tribunal de commerce d'Alger, du 8 février 1864, et un arrêt de la Cour d'Alger, du 4 mars 1865, cassé, il est vrai, par la Cour de cassation, le 8 juillet 1867.)

### § 2. — *Des titres au porteur émis par l'État.*

Cette seconde exception, qui comprend les rentes et les bons du Trésor, ne nous paraît pas absolument justifiée. — Il est vrai que, comme le dit le rapporteur, les rentes sur l'État sont depuis longtemps soumises à une législation spéciale d'après laquelle elles ne sont passibles d'aucune opposition; mais la question est précisément de savoir si la loi nouvelle ne devait pas admettre les oppositions pour les titres de rente au porteur perdus ou volés, comme la loi du 22 floréal an VII les avait admises pour les rentes nominatives qui existaient seules à cette époque. M. Grivart ajoute qu'à la faveur de la législation qui ne permet pas les oppositions sur la rente au porteur, l'État a pu décentraliser ses paiements, et autoriser les porteurs de rente à se présenter à celle des caisses publiques où il leur est plus commode de se faire payer, et que si on imposait aux valeurs émises par le Trésor les dispositions de la loi nouvelle, l'État ayant à se préoccuper de la responsabilité qui pourrait résulter pour lui de l'inaction ou de la négligence d'un de ses agents, serait peut-être amené à retirer aux porteurs de rente cette facilité fort précieuse qu'il leur accorde aujourd'hui, d'être payés au lieu qu'il leur convient de choisir. Nous répondrons que l'État n'est pas seul à avoir décentralisé ses paiements, et qu'on peut citer des Compagnies dont les coupons sont également payables à un grand nombre de caisses; le système de la loi n'eût pas été plus gênant pour les agents du Trésor que pour ceux des Compagnies. — Il faut, du reste, ajouter qu'en fait le propriétaire dépossédé de son titre de rente au porteur n'est pas absolument privé de tout recours. Le Trésor consent en effet, en cas de perte ou de vol, à prendre note d'une manière officieuse et sans engager sa responsabilité, des déclarations qui lui sont faites. Il consent même à délivrer des duplicatas, moyennant la remise d'un nantissement égal à la valeur du titre en principal, augmenté de cinq ans d'intérêts. — Toutefois la rente étant imprescriptible, ce nantissement devait, avant la loi de 1872, être conservé indéfiniment par le Trésor; le deuxième alinéa de l'article 16 admet au contraire qu'après un délai de vingt ans, c'est-à-dire après que 80 échéances d'intérêts se sont succédé sans amener de réclamation de la part d'un tiers porteur, on peut sans inconvénient ordonner la restitution du nantissement.

La loi de 1872 est muette sur la question de savoir si le propriétaire dépossédé d'un titre de rente au porteur, peut notifier une opposition au syndicat des agents de change de Paris et requérir la publcation de cette opposition. — Il nous semble que l'affirmative doit être admise; mais nous devons ajouter qu'en fait, jusqu'à ce jour, aucun titre de rente n'a été publié au *Bulletin officiel des oppositions.*

Nous ferons une distinction analogue pour les valeurs étrangères sur lesquelles la loi de 1872 est absolument muette. Pour ces valeurs, il est évident que l'opposition à paiement sera impossible, ou tout au moins inefficace; nous ne voyons rien au contraire qui s'oppose à la validité de l'opposition à négociation et à sa publication. C'est ainsi, du reste, qu'à l'inverse de ce qui a eu lieu pour les rentes, la question a été résolue dans la pratique, puisque le *Bulletin des oppositions* contient un grand nombre de numéros de valeurs étrangères.

## POSITIONS

### DROIT ROMAIN.

I. Pour la dévolution des *caduca*, le légataire *conjunctus verbis* était préféré aux héritiers ; le légataire *conjunctus re tantum* ne jouissait au contraire d'aucune préférence ; cette règle, difficile à justifier, ne s'appliquait pas à la matière des hérédités.

II. Le *jus antiquum* s'appliquait non-seulement aux défaillances prévues par l'ancien droit civil, mais même à celles provenant des lois caducaires.

III. La dénomination de *caduca* comprenait, d'une manière générale, toutes les dispositions qui venaient à défaillir après la mort du testateur.

IV. La constitution de Caracalla ne se borna pas à substituer le *fiscus* à l'*ærarium* pour la *caducorum vindicatio* ; elle supprima entièrement le *jus patrum* qui paraît d'ailleurs avoir été rétabli postérieurement.

V. La constitution de Constantin n'a pas eu pour effet d'anéantir le privilége des *patres;* elle a seulement supprimé les peines contre les *cælibes* et les *orbi*.

VI. Dans la législation du Justinien, comme dans le droit ancien, la *conjunctio verbis tantum* ne donnait lieu à l'accroissement ni entre cohéritiers, ni entre colégataires.

## DROIT CIVIL.

I. La maxime qu'en fait de meubles la possession vaut titre signifie que le possesseur d'un meuble en devient immédiatement propriétaire par l'effet d'une prescription acquisitive instantanée.

II. La disposition de l'art. 2279, alinéa 2, doit être restreinte au cas de vol et ne s'applique ni à l'abus de confiance, ni à l'escroquerie.

III. L'inventeur ne devient propriétaire de l'objet trouvé, ni immédiatement, ni après un délai de trois ans; il acquiert seulement sur la chose trouvée un droit de possession qui le mènera à la propriété par l'effet de la prescription trentenaire.

IV. Celui qui achète un titre au porteur d'un changeur dans sa boutique, ou d'un agent de change en dehors de la Bourse, peut invoquer l'art. 2280 et prétendre qu'il a acquis d'un marchand vendant des choses pareilles.

V. L'usufruitier de titres au porteur ne peut en disposer; il doit, à l'extinction de l'usufruit, rendre identiquement les mêmes titres.

VI. La reconnaissance d'un enfant naturel faite par testament authentique est révocable comme le testament qui la contient.

VII. Les sociétés civiles ne constituent pas, en général, des personnes morales.

VIII. La subrogation à l'hypothèque légale de la femme mariée consiste dans la cession de l'hypothèque seule, indépendamment de la créance.

IX. L'hypothèque constituée pour sûreté d'un crédit ouvert prend rang à la date de l'inscription, et non pas seulement du jour de la réalisation du crédit.

## DROIT COMMERCIAL.

I. Le fait de prendre part à une souscription d'actions dans une société doit être réputé acte de commerce.

II. La capitalisation des intérêts à intervalles moindres d'une année est illégale, même dans les comptes courants.

## DROIT CRIMINEL.

I. L'annulation d'un arrêt ou jugement prononcée par la Cour de cassation, conformément à l'art. 441, C. I. cr., produit un effet absolu, opposable aux parties elles-mêmes.

II. Il n'y a vol de la part de celui qui appréhende un objet perdu qu'autant que l'intention de se l'approprier a accompagné la prise de possession de la chose.

## DROIT INTERNATIONAL.

I. La femme étrangère a une hypothèque légale sur les biens de son mari situés en France, lorsque la loi de son pays lui confère une hypothèque légale.

II. Un jugement rendu en pays étranger ne peut être déclaré exécutoire en France et ne confère dès lors hypothèque qu'après examen au fond.

*Vu par le président de la thèse,*

F. RATAUD.

*Vu par le doyen,*

G. COLMET D'AAGE.

Vu et permis d'imprimer :

*Le Vice-Recteur de l'Académie de Paris,*

A. MOURIER.

# TABLE DES MATIÈRES

## DROIT ROMAIN.

### DES LOIS CADUCAIRES.



## DROIT FRANÇAIS.

### PREMIÈRE PARTIE.

*Des objets mobiliers perdus ou volés.*

DEUXIÈME PARTIE.

*Des titres au porteur perdus, volés ou détruits.*



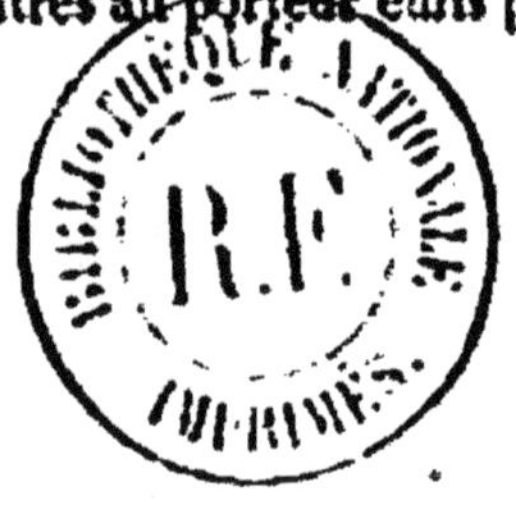


Paris. — Imprimerie de E. Donnaud, rue Cassette, 9.

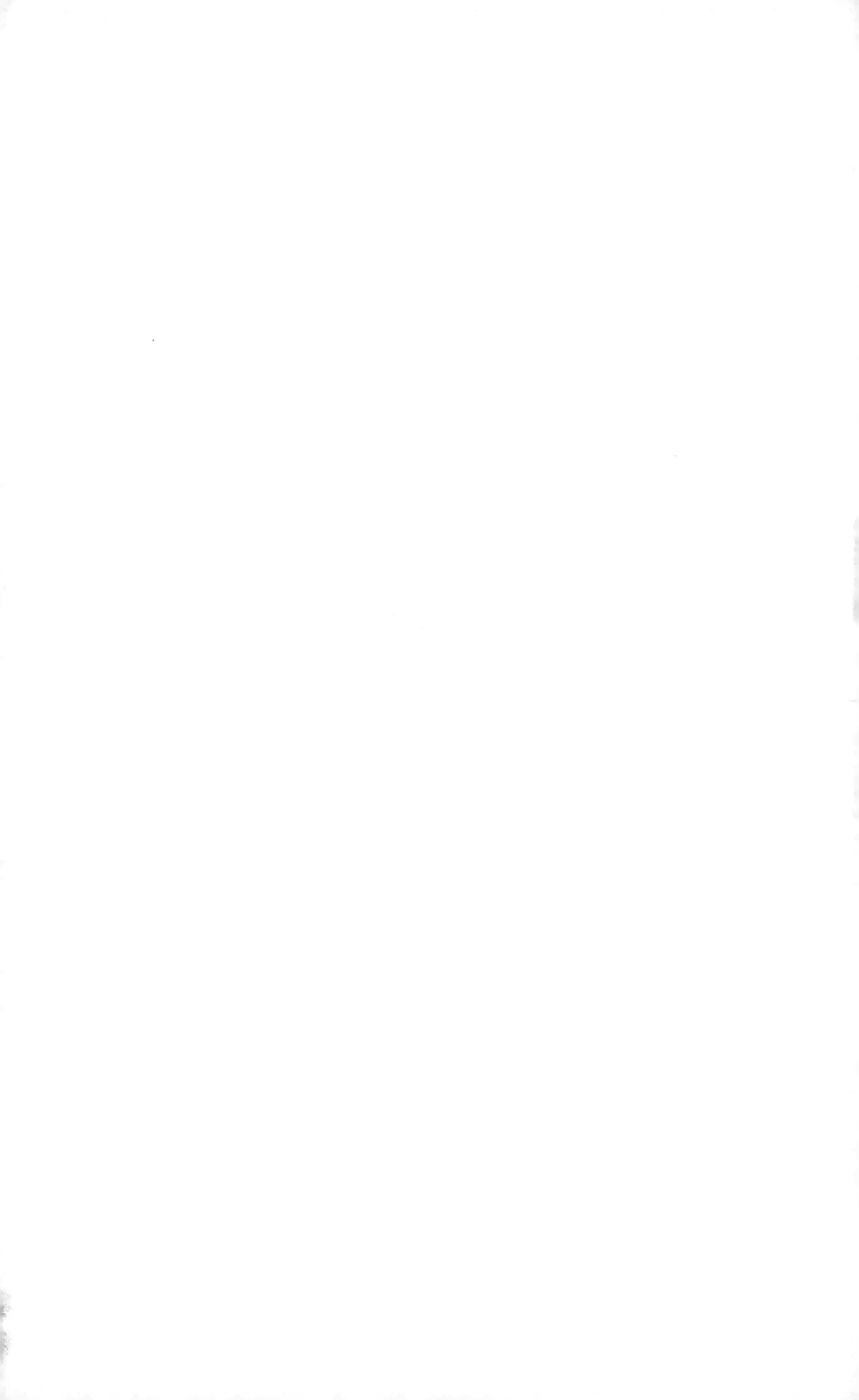

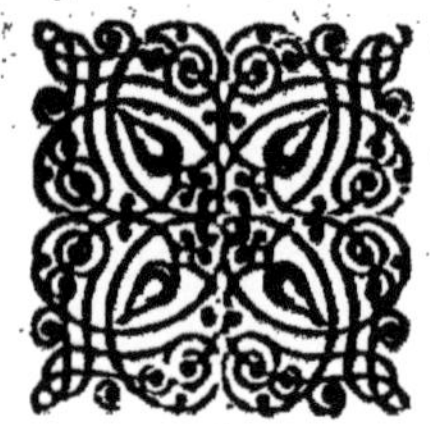

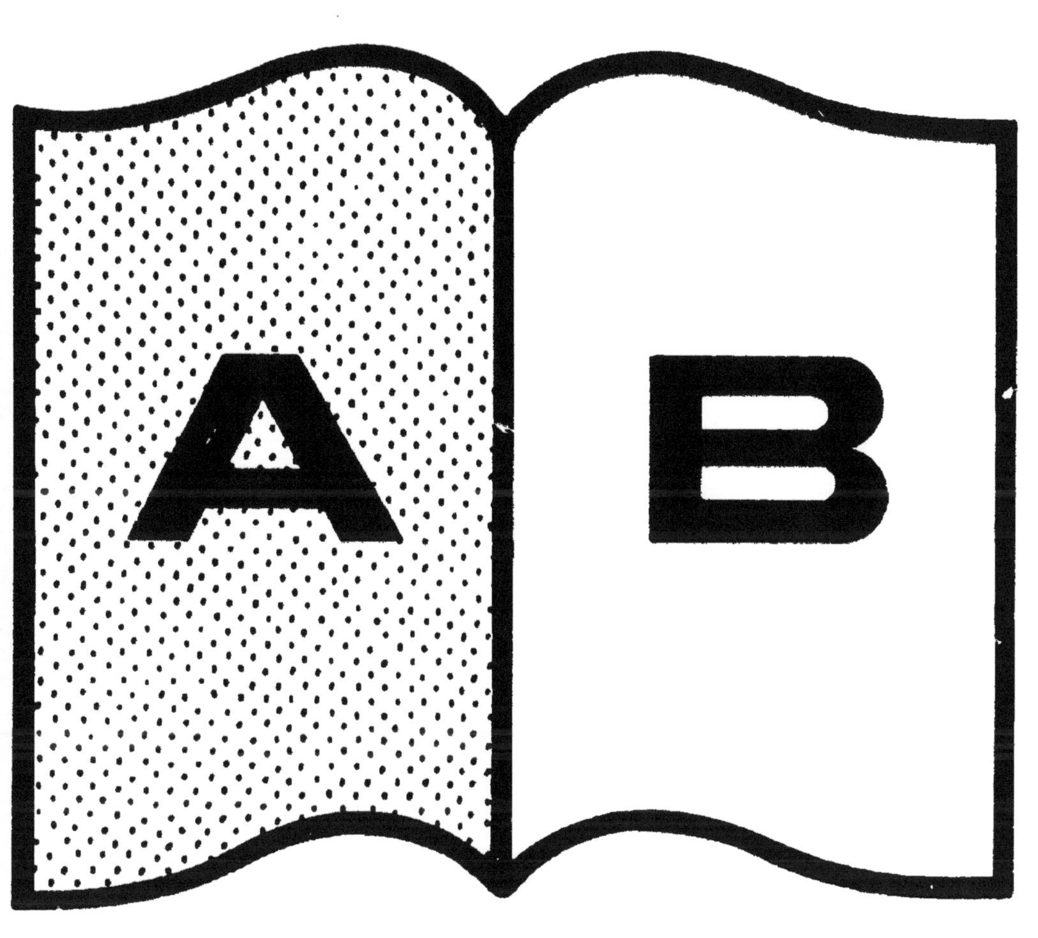
A
B

www.ingramcontent.com/pod-product-compliance
Ingram Content Group UK Ltd.
Pitfield, Milton Keynes, MK11 3LW, UK
UKHW020155200726
13856UKWH00003B/1004